福建民国时期中医学校教材丛刊

——福州中医专门学校卷·第二册

总 主 编　李灿东　苏友新
执行主编　陈　苹　王尊旺　陈建群

全国百佳图书出版单位
中国中医药出版社
·北　京·

本册目录

讀文科

《读文科》引言

《读文科》为福州中医专门学校教材之一，编者不详。全书共96页，选录历代有关医学的文科内容，不分卷，不分章节。本教材摘录了西汉司马迁《扁鹊过齐》、清代龙启瑞《病说》、明代方孝孺《指病》、明代李东阳《食戒》、明代邹东廓《殉利殉名》、清代袁开昌《治心》《除妄》《病家误》、吴敏树《药说》、象川翁《精气神》、秦伯未《发展中医事业之管见》、清末民初陈无咎《医食同源》《明末疫疠记》、唐代柳宗元《捕蛇者说》、陈无咎《药物储效》、卢觉愚《中医学与科学》《医药界之认识》《中医药原理之超人》《中央国医馆宣言》。

扁鵲過齊

司馬遷

扁鵲過齊，齊桓侯客之。入朝見，曰：君有疾在腠理，不治將深。桓侯曰：寡人無疾。扁鵲出，桓侯謂左右曰：醫之好利也，欲以不疾者為功。後五日，扁鵲復見，曰：君有疾在血脈，不治恐深。桓侯曰：寡人無疾。扁鵲出，桓侯不悅。後五日，扁鵲復見，曰：君有疾在腸胃間，不治將深。桓侯不應。扁鵲出，桓侯不悅。後五日，扁鵲復見，望見桓侯而退走。桓侯使人問其故。扁鵲曰：疾之居腠理也，湯熨之所及也；在血脈，鍼石之所及也；其在腸胃，酒醪之所及也；其在骨髓，雖司命無奈之何。今在骨髓，臣是以無請也。後五日，桓侯體病，使人召扁鵲，扁鵲已逃去，桓侯遂死。使聖人預知微，能使良醫得蚤從事，則疾可已，身可活也。人之所病，病疾多；而醫所病，病道少。故病有六不治：驕恣不論於理，一不治也；輕身重財，二不治也；衣食不能適，三不治也；陰陽并藏氣不定，四不治也；形羸不能服藥，五不治也；信巫不信醫，六不治也。有此一者，則重難治也。

病說

龍啟瑞

客有患鬱湮之疾者，龍子過而問焉。見其亢然而坐，偃然而息，曰飯三甌，食之盡器。龍子曰：是病乎？曰：病矣。然則子何病？曰：吾苦腹疾而事圖焉，醫者治之三月而不效。吾憂之，不知所出，輟吾業以治之，則疾甚以劇。龍子喟然歎曰：吁！吾乃今知子之誠病也。夫子之所謂腹疾者，是特飲食寒熱之為患也，而豐而食焉，而華而色焉，乃其根柢固莫之能蠹也，娭之而已。而遂廢而事，而日槁而形焉，而心終日悽悽若大難之將至者，是子之神先敝也，疾何興焉？夫萬物生於

神養於神故神聚則強神王則昌神衰則病神散則
亡是以嗜糟之夫臥之顛崖之側而不墮者其神全
也醫說之子遇猛虎則折三尺之莛以毆之虎猶不
害何則忘乎物則物莫之能賊也今子未甚病也
而日以病為憂夫憂者寔病之所從集也子盍朝依
而予夜暝而遠遽無懷無惟以寧子居疾其庶有瘳乎
客曰善將從子之言三日試之其病良已

指病

方孝孺

浦陽〔一〕鄭君仲辨，其容闐然〔三〕，其色渥然，其氣充然，未嘗有疾也。他日，左手之拇有疹〔四〕焉，隆起如粟〔五〕。君疑之，以示人。人大笑，以為不足患。既三日，聚而如錢，憂之滋〔六〕甚，又以示人。笑者如初。又三日，拇之大盈握，近拇之指，皆為之痛，若剟〔七〕刺狀，肢、體、心、膂〔八〕，無不病者。懼而謀諸醫。醫視之，驚曰：「此病之奇者，雖病在指，其實一身病也。不速治，且能傷生。」

然、始、發、之、時。終、日、可、愈。三日、越旬可愈。今、疾、且、已、成。非三。月、不、能、瘳。終日而愈。又可治也。越旬而愈。藥可治也。至於既成。甚將。延乎肝膈(九)。否亦將為一臂之瘵。非有以擽其內。其勢不止。非有以治其外。疾未易為也。(一)君從其言。日服湯劑(三)。而傳以善藥。果二月而後瘳。三月而神色始復。

食戒

李秉陽

予病脾（一）時。沈鄰憲（二）時暘（三），是嘗對食，退謂人曰：「是非不能食，乃務食之故耳（七）。」後鴻臚（四）陵主簿（五）遠（六）為予言：「少時病不能食。有一叟問曰：『汝欲食乎？吾教汝食。翼日，可空腹以來。』既至，設飯、肉各一器。將就食，遽以手止焉，曰：『未可也。』取其飯，以箸畫之為四分，乃使食。食下一口，輒欲就肉，又止焉，曰：『未可也。』如是者三。盡一碗，使食肉一臠。如是者兩，而畢。後問曰：「汝尚能食乎？」曰：「能。」曰：「不可。」子姑去。凡食必準此爲法。」及歸，不閱月而食進。往謝，且問之。叟曰：「脾性惡膩。汝未食而先以膩物困之，安能使之運而化耶？」予聞之，重有感焉。越十餘年，病再作，皆用此法而痊。因錄以自警。

殉利殉名

鄒東廓

世之所謂强有力者，權有無節，盈縮以騖於朝市，相靡以利，相炫以捷，寒暑非所恤也。若是者，什而三焉。世之所謂智者，商古今，課殿最，秖掌功名之會，相矜以辯，相構以術，棄枯而集菀，避涼而競炎，若是者亦什而三焉。貪夫殉利，烈士殉名，殉名之與殉利，高下有間矣。其於逐物以喪其生，鈞也。毋逐利府，毋競名場，超然立於物表，而物莫撓之，是謂衛生之術。壽考將自至。以人負陰而抱陽，沖氣以爲和，逆之則災害生，從之則疴疾不起。故滋味者，身之充也，而酸傷脾，鹹傷心。辛傷肝。甘傷腎。則失其節也。起居者。身之適也。而坐傷肉。臥傷氣。行傷筋。立傷骨。則渝其常。以召之也。時其喜而喜焉。時其怒而怒焉。時其好而好焉。時其惡而惡焉。若明鑑之照物。不將不迎。泰然而靜寂。怡然而動。順飲食有節。起居有常。喜怒有則。則氣日充。精日積。神日定。若然者。憂患不能入。嗜欲不能侵。邪氣不能襲。雖度百歲而動作不衰。

治心　　袁開昌

賈文端云。或問長生不死有術乎。曰。上壽不過百歲。長生不死。吾未見其人。不能知其術。無已。則有卻病延年焉世之所云卻病者咸曰薄滋味節淫慾寡言語戒嗔怒保形鍊氣如是數者而已爾然此猶治表之術也余之所謂卻病者卻吾心之病焉耳蓋人心本自定靜本自泰然何病之有惟遇貨財則思爭奪遇功名則思攫取遇勢燄則思趨附遇睚眦則思報復遇患難則思推避未遂則心病於患得既遂則心病於患失以是日攻於心則病日入於膏肓雖有外之所養終不勝其內之所擾此扁鵲之所以望而走者也壽焉得不促哉今吾子欲知卻病延年必先治其心一切榮辱得喪俱不足為吾心累即小之而疾

病。不以疾病累其心。大之而生死。不以生死累其心。使清明之氣常在吾躬。將見心日以廣。体日以胖。不期壽而壽益增。他又何術焉。道書亦云。黄老悲其貪着。乃以神仙之術。漸次導之耳。其微旨可識矣。

除妄

袁開昌

賈文靖曰。真空寺有老僧曰。妄想之來。其幾有三。或追憶數十年前。荣辱恩仇。悲歡離合。及種種閒情。此過去之妄想也。或事到眼前。可以順應。卻乃畏首提尾。三番四覆。猶豫不決。此見在之妄想也。或期望日後富貴榮華。皆如其願。或期望功成名遂。告老歸田。

或期望子孫登庸承繼書香與夫一切不可必得之事此未來之妄想也三者忽然而興忽然而滅禪家謂之紛心能照見其妄而斬斷念頭禪家謂之覺心故曰不患念起惟患覺遲此心若同太虛煩惱何處安脚

病家誤

袁開昌

天下之病誤於医家者固多誤於病家者尤多医家而誤易良医可也病家而誤其弊不可勝窮有不問医之高下即延以治病其誤一也有以耳為目聞人譽其医即信為真不考其寔其誤二也有平日相熟

之人。務取其便。又慮別延他人。覺情而消釁。而其人又叨仕不諱。希圖酬謝。古人所謂以性命當人情。其誤三也。消遠方邪人。假稱名醫。高談闊論。欺騙愚人。遂不復詳察。信其欺妄。其誤四也。有因至親密友或勢位之人。薦引一人。情分難卻。勉強延請。其誤五也。更有病家戚友。偶閱醫書。自以為醫理頗通。每見立方。必妄生議論。私改藥味。善則歸己。過則歸人。或各薦一醫。互相毀謗。遂成黨援。甚者各立門戶。如不從己。反幸災樂禍。以期必勝。不顧病者之死生。其誤六也。致病勢方轉。未收全功。病或疑見效太遲。忽而譏

三

言。蜂起。中道變更。又換他医。遂至危篤。反咎前人。其誤七也。又有病變不常。朝當桂附。暮當芩連。又有純虚之体。其症反宜用硝黄。大寒之人。其症反宜用薓术。病家不知。以為怪僻。不從其說。反信庸医。其誤八也。又有吝惜錢財。惟錢是取。況名医皆自作主張。不肯從我。反不若某某等和易近人。柔順受命。酬儀可略。扁鵲云。輕身重財不治。其誤九也。此猶其大端耳。其中更有用薓附則喜。用攻伐則懼。服薓附而死則委之命。服攻伐而死。則咎在医。使医者不敢對症用藥。更有製藥不如法。煎藥不合度。服藥非其時。更或飲食起居寒暖勞逸喜怒語言不時不節難以枚舉小病無害若大病則有一不合皆足以傷生然則為病家者當如何在謹擇名医而信任之如人君之用宰相擇賢相而專任之其理一也然則擇賢之法何若曰必擇其人品端方心術純正又復詢其學有根柢術有淵源歷考所治果能十全八九而後延請施治然医各有所長或今所患非其所長則又有謙必細聽其所論切中病情和平正大又用藥必能命中然後托之所謂命中者其立方之時先論定此方所以然之故服藥之後如何效驗或云必得幾劑而後

有效。其言無一不應。此所謂命中也。如此試醫。思過半矣。若其人本無足取。而其說又怪僻不經。或游移恍惚。用藥之後。與其所言全不相應。則當別覓名家。不得以身命相試。此則擇醫之法也。

藥說

吳敏樹

藥生於山。而求藥者於市。市故藥之聚也。而市者常以偽亂真。又藥所各產之處。其人多蓺種以售。故藥弗得真。而人往往採藥於山。謂之性藥。常勝市者遠。有號草藥者。俗相傳取諸草之不在本草經者。以治疾。尤有奇效。客有謂吳子曰。甚哉藥之難知也。今何

劉文

不嘗試諸草藥而著名之以利人乎。吳子曰：不然。夫草藥性無名，而人獨私傳之，故其用常全。今名而傳之，則人且輕之，而且偽之矣。嗟夫！藥不精得良也，而惟無名者之求，則神農黃帝以來採藥之救非歟。

精氣神

象川翁

精能生氣，氣能生神，榮衛一身，莫大於此。養生之士，先寶其精，精滿則氣壯，氣壯則神旺，神旺則身健，身健而少病。內則五臟敷華，外則肌膚潤澤，容顏光彩，耳目聰明，老當益壯矣。

發展中醫事業之管見

秦伯未

今將謂岐黃之道。仲景之法。可以相信也。何為愈趨而愈晦乎。曰未可信也。何以四千年來相繼不絕乎。蓋醫理淵微。未易窺測。其愈趨愈晦者。淺陋之粗工誤之也。尚幸代有良医。猶能相繼不絕。此非医學不良之咎。寔學医不精之咎也。今之業医者。學而不深求者有之。得細而遺大者有之。甚至不學無術者亦有之。草菅人命。視同兒戲。若是者。欲求中医之發展。其可得乎。吾故曰。欲發揚吾國医學之光輝。必自陶汰庸医始。

一曰戒自是。道人之短。說己之長。此吾中醫之陋習也。每見市井庸流。不探靈素根本之論。推挾數十方脈。詡詡然懸壺問世。及至危篤。乃指摘前醫之誤。文飾己過。而不問伯仁固由我而死也。孟子曰。惻隱之心。仁之端也。故必有不忍人之心。而後有不忍人之事。禹稷之己溺己飢。文王之視民如傷。仲尼之老安少懷。皆具此不忍人之心而已。推之於醫。神農之嘗百草。仲景之著傷寒。亦然。何今之業醫者。固守自是之心。違背謙虛之訓。不顧仁者之戒。而為忍人之事哉。

二曰戒守秘。西人之於科學也，有一意見，必徵求於大衆，有一發明，必貢獻於全國，使上下人士截短取長，新機日出，而於医學為尤甚。回顧吾國則不然。人自為學，家自為教，專守不妄傳人之戒，以致古書秘本，漸即散失，於己於人，兩無所得。然而一公一私，一家一獨，進化退化之機，即伏於是，豈特違前賢壽世之心哉。

三曰宜務寔。考中國医學六朝以前，專求寔用。神農辨草木，岐伯闡針砭，無論也。即扁鵲、元化輩之剖腹換心，割皮解肌，載諸史册，斑斑可考，何其神也。唐宋以降專講虛理潔古東垣丹溪輩固各有心得可為後學津梁然理以來而愈玄亦以求而愈晦一切解剖針砭之技遂至一蹶而不復振今則有不學無術大言衛人者抑又自檜以下矣医者苟能自惕勉勵進行庶不負為完全之中医矣

雖然猶有一說焉中医專業不能發展之故其大要則在於無團結力也今欲補救斯弊厥有三端

一設医校 學校為陶冶人材之洪爐医學者民命攸関更宜竭力提倡以期普及今内部有医校畢業可免試驗之例而未聞有創辦医校陶鑄英才之議

是猶臨淵而羨魚也。烏乎可。雖然，政府既不能覺悟，而吾医界則不能不自動也。智識交換，理解互參，審定医學完全之課本，昌明前人未發之奧旨，則今之鄙之謂之，排之殘之者，亦將率其子弟翩然來歸矣。

二、創医院。滬上中西医院林立，每年統計治療之數，當推中医為多，而施医給藥，猶為中医医院所獨有。可知國人之趨向，固不在彼而在此。吾人正宜藉此以光大之，擴充之，或每鄉設一院，或每市設一院，一以濟貧，一以研究，一以發展中医之勢力，所益豈淺鮮哉。

三立医會。

（禮記）記有之曰。獨學而無友。則孤陋而寡聞。曾子曰。君子以文會友。詩曰。他山之石。可以攻玉。言彼此切磋之益也。医學會之設。所以研究學術也。今各地發起者。頗不乏人。然空中炫外者。滔滔皆是。未收寔益之效。反遭外界之譏。況医學之深。浩如煙海。宗旨無定。不免謀之不合。於是自私自是之心以起。起而爭。爭而散。卒至如一盤散沙。殊堪痛惜。故必去其自私之心。方可以獲寔益。去其自是之心。方可以成總學。願三思之。人奇按福州市中医團体。祇剩營業性質之中医師公會。而研究學術之團体。則消滅無餘，良可慨也。

此其大較也。非謂發展中医事業盡在於斯。凡我同人，苟能群策群力，再接再厲，何患不精，何患不克。願與諸君共勉之。

医食同源

陳元啓

中國医藥與食同源，在五千年前先哲神農氏降生。嘗草木而知其性質，分別何物可以養生，何物宜為毒藥，於是中華民族食之與医，始成連帶之關係。而為共同之發展。一去茹毛飲血之陋習，而進火化之文明，後世稱為炎帝神農氏。所謂炎帝者，狀火有炎上之勢。彼又教民種植樹藝五穀。故謂之神農。蓋火化與土化。在拉丁語（參文通）謂為文化。其本來意義乃指『土地耕作』及一切『有益之勞動』而言。中國之文明原為『傳統』。又偏於『精神方面』。世界上人類得受文明之幸福。向以中國為最先。而創始中國文化之祖宗。惟神農。

史

史稱神農氏『嘗百草。一日而遇七十毒』。所謂一日而遇七十毒者。指所嘗百草範圍中。有七十種毒藥在內也。質言之。謂可以養生之草木少。而含有毒性堪充藥物之草木多也。

火又稱神農使僦貸季理色脈。其言色以應日，脈以應月。所謂色以應日者，觀人之氣色，而知光線之淺深也。所謂脈以應月者，切人之脈搏，而知藏府之平病也。又曰：古之治病者，推其移精變氣，可祝由而已。欲知其要，如日月光。何謂祝？呼吸也。何謂由？遷徙也。此即從世易地，療養之法。謂吾人氣體有不適，營養有不宜，推有移易其精神之生活，變更其空氣之流通，遷徙於適當之地方，而改良其呼吸。其第一要點，爲受日月之光華。如，就也。謂就日月之光線動作以避寒，息居以避熱也。蓋上古雛形社會，本為游牧時代。人類雜於禽獸之間。必就氣候溫和。水草豐茂之地。合群遷徙。中華民族。自西祖東。當初殖民於黃河沿岸。既而蔓延於長江流域。然後遍布於中國本部。而最初之文化。即以医藥為始基。據地球之背脊而孕育四萬萬五千餘萬之國民。其他黃種之國家。尚不在內。非医食同時發達。烏能臻此哉。

中國医之與食。飲食之與医藥。同出一源。既如上述。故欲了解中國医藥之原理。不當與食分開。吾人只知中國之人參茯苓黃耆白朮黃連厚朴肉桂大黃等為藥。而不知中國人民日常生活之五穀。如薏米粟麥及一切葷素菜蔬，如青菜、蘿蔔、猪肉、羊肉等，皆藥也。蓋人參、犬黃等所以治病，而五穀菜蔬所以養生。其為人身營養生活之材料，固一也。

明末疫癘記（崇禎共十八年）

明朝崇禎十六年八月至十月，京城內外病稱疙瘩，貴賤長幼，呼病即亡，不留片刻。兵科曹良直古遺正與客對談，舉茶打恭，不起而殞。兵部朱希萊念祖拜客，急回臥室而殂。宜興吳彥昇授温州通判，方欲登舟，一价先亡，一价為之買棺，久之不歸，已卒於棺木店。有同寓友鮑姓者，勸吳移寓，鮑負行李，旋新還吳畧後至。見艷已殂於屋。吳又移出。明晨亦殂。又全吾鐵晉民。同客會飲。言未絕而亡。少傳夫人婢僕輩。一刻間殂十五人。又兩客坐馬而行。後先敘話。後人再向前人。已頸於馬鞍。手猶揚鞭奮起。又一民家。合門俱殂。其室多藏。偷兒兩人。一俯於屋簷。一入房中。將衣飾疊包。遞上在簷之手。包積於屋。已累累。下則擎一包托起。上則俯接引之。上者死。下者亦死。手各執包以相牽。又一長班。方煎、銀蹲下。不起而死。又一新婚家。合巹坐帳。久不出。啟幃視之。已頸於牀之兩頭。沿街小、戶。收掩十之五六。街坊間往來。為之絕影。有龍袁糧九門計數已二十餘萬大疫□然天師張真人精瑞入都諭其施符咒禳解賑宿京中一月而疫亦不減發內帑四十三仟貫糧一千理藥十月之初有閩人補選縣佐者瞧解病由看腿彎後有筋腫起紫色無救紅則速速出血可無恙來就看者日以萬計檢霜雪漸繁勢亦漸殺閩醫以京衛雜職酬之明春為流賊所殺惜哉

又記

崇禎庚辰宮殿中嘗有一物如黑眚往來合宮宮人內豎遇者輒病遇之不見癸未京師疫時病起必有

閩文

紅照在牆。物色羊毛一縷。無得活者。虞蒐逆數百萬。天威承徵。尚冀其人改過從新。天怒降斯。群并許人轉禍息端。可畏之甚。有若斯乎。

捕蛇者說　柳宗元

永州之野產異蛇。黑質而白章。觸草木盡死。以齧人。無禦之者。然得而腊之以為餌。可以已大風攣踠瘻癘。去死肌。殺三蟲。其始太醫以王命聚之。歲賦其二。募有能捕之者。當其租入。永之人爭奔走焉。有蔣氏者。專其利三世矣。問之。則曰吾祖死於是。吾父死於是。今吾嗣為之十二年。幾死者數矣。言之貌若甚戚者。余悲之。且曰若毒之乎。余將告于莅事者。更若役。
復若賦。則何如。蔣氏大戚。汪然出涕曰。君將哀而生
之乎。則吾斯役之不幸。未若復吾賦不幸之甚也。嚮
吾不為斯役。則久已病矣。自吾氏三世居是鄉。積於
今六十歲矣。而鄉鄰之生日蹙。殫其地之出。竭其廬
之入。號呼而轉徙。飢渴而頓踣。觸風雨。犯寒暑。呼噓
毒癘。往往而死者相藉也。曩與吾祖居者。今其室十
無一焉。與吾父居者。今其室十無二三焉。與吾居十
二年者。今其室十無四五焉。非死則徙爾。而吾以捕
蛇獨存。悍吏之來吾鄉。叫囂乎東西。隳突乎南北。譁

國文

八

然而駭者雖雞犬不得寧焉。吾恂恂而起。視其缶而
吾蛇尚存。則弛然而臥。謹食之。時而獻焉。退而甘食
其土之有。以盡吾齒。蓋一歲之犯死者二焉。其餘則
熙熙而樂。豈若吾鄉鄰之旦旦有是哉。今雖死乎此，
比吾鄉鄰之死則已後矣。又安敢毒耶。余聞而愈悲。
孔子曰苛政猛於虎也。吾嘗疑乎是。今以蔣氏觀之
猶信。嗚呼孰知賦斂之毒有甚是蛇者乎故為之說。以
俟夫觀人風者得焉。

、葯物儲效

陳光答

中華民族。立國於地球之背。山脈河流。環繞交道。（同體）地氣既醇。天產独富。凡一切養生治病之材料。如五穀葯物。誠有取精用宏之概。近自西方所謂特效葯者。其原料大半取諸中華。致黃連、厚朴、肉桂等。類與黃金同價。但此種貴重葯品。其出產地固為有限。且唯雲貴川藏兩粵諸省區所產者。方為道地。其他普通葯材。則隨處有之。較諸五穀果蔬。尤為賤視。蓋中華医葯材料。十之八九。為野生植物。及風化礦物。故民間治病。往往不需医生。而自能療治者。俗諺所謂、草方

過山龍即活血丹 土名草卜

土木香即落得打

國文

一味氣死名医。雖有此種事實也。夫霍亂之證西方視為傳染病中最險惡者也。幾經研究。始發明以鹽水針樟腦針為治霍亂之捷徑。而中國民間早有鹽水湯樟木湯之簡單療法。又有一種草藥名土木香過山龍者。劇粉飲之。其治霍亂尤捷。因此種植物之根能殺霍亂之菌。較諸食鹽樟腦尤為有效。故中國都市居民。或歲歲發生霍亂。而山野居民反少霍亂發生。即間有之。亦絕少傳染者。以山野居民每值夏季。或有不快。即吞服土木香過山龍。先事預防故也。都市地方。既無此種植物。因而都市居民。不識此種便利。瘟用方法。一遇霍乱。凡都濱診於西人醫院於是一般西医。以為中國人民。對於霍乱時疫。毫無預防之智識矣。又中國山野居民。每值春天。率採蒲公英切碎。雜米燒飯。冬令則用紅白蘿蔔。亦如蒲公英。夏則擷白茅根、夏枯草、黄金藤、以煮茶代飲。秋季則採山查茯苓等。作糕閑食。平常汲水貯缸。每置土貫仲雄黄於內。貧寒之家。藉以省儉食糧。當學之一蒙式。不需此。故山野農民。終歲勞動。常無疾病。而康豐頴泰者。良是。蓋吾人疾病之發生。不外食毒、血毒、濕毒、風毒。蒲公英、夏枯草為癰疽聖藥。可以清血解毒。白

貫仲即貫眾

茅根蘆葍為滲濕消食之物，茯苓山查為清滌化食之品，黃金藤為驅風之劑，貫仲、雄黃、能殺水中微生物，先民以是為教，後人循是以行，皆有深刻之意義，所謂由個人醫學，進而為社會醫學，由治療醫學進而為預防醫學也，惟是中國人有一種普通隨相習慣，往往知其然，而不知其所以然，知前述民間沿用之飲料食料，率之常識以說明，故中國先知孔子有言，民可使由之，不可使知之，又曰，終身由之而不知其道者眾也，所以中華民國國父孫中山先生所著孫文學說中，特提「知難行易」之前識，亦加以「不知亦能行之判斷也。至於中國醫生之治病，倘知其病根所在（病竈），其以適當之藥物，往往可以起死回生。其為世界醫林所未識者甚多。夫心藏麻痺之證，西方以為無藥可療者也。而作者發明用蓮花蕊湯，可以治心藏麻痺之危險。因心藏麻痺之病，由於血液燥熱而燃，燃燒不已，則血液愈枯，心藏焦落而亡。蓮花蕊有清調血液纔和燃燒之特能，服之能保護心藏，徐徐恢復其吸力故也。又心藏脫出之證，西方醫家以為無他象徵，無關緊要，其說可謂絕對錯誤。因心藏脫出之證，乃條心包絡心臺與心藏不相比附在氣体經緘之人。一時似無所苦。然苟不恢復原狀。經三年五載。無有不唾血氣索而死者。其實西医之為是言。由於無藥。故也。而作者一驗。知病人心藏脫出或移動。立用絲瓜絡湯以矯正之。因心藏脫出或移動。起於心囊發液膜之變化。絲瓜絡能鞏固發液膜。而保護心藏原來之位置。故絲瓜絡湯。寔為此證之特效劑也。又濕入腎藏之證。先為腰背痠重。既而尿道閉塞。而骨節脈絡。無一不脹。甚至溺血。而方每無藥可治。甚至[redacted]遂作。胡乱割腎。如梁啟超而作者則用薏米湯以尊之。因腎為關鍵体。有上口而無下口。濕入腎藏。能入而不能出。遂至横行骨節。堵塞尿道。更至瘀血不清。変為濁血。薏米湯能直入腎藏。引濕外行。所以成為特效藥也。又「盲腸炎」之證。西方必須割治。而氣体薄弱者。固以割治為禁。然氣体强壯者。舉行割治。是否十全。雖皮欧博士不能斷定也。而作者則制訂藥茯苓湯以療之。較諸割治。寔為平善。因盲腸炎之證。本為血毒。復為蟠毛所阻。不易排洩。没藥茯苓湯合白茯苓土茯苓以清毒血。入夾没藥炙乳香。而滌蟠毛。故不須割治。而滌瑕蕩穢矣。此治盲腸炎之直

閩茜

經也。又西方「婦女子宮」有病。率須解剖。而中國医生則無須解剖。倘婦女子宮為寒濕所閉。逆上而嘔。則用吳茱萸炒黃連各三分以啓之。倘婦女子宮為瘀血所阻。經脹而痛。則用黃條芩三分以開之。倘婦女子宮因命脈寬展。脫出腔以。則用黃草根七分以收之。中國医書名牽繫子宮之命脈曰「任」脈。因此條脈之形狀。如搖鈴之繩。故名曰任。任字之意義有二。一為任重。二曰受姙。故上列諸藥。並有安胎兜止小產之特效也。又「膣膜炎」之病。西方必注血清於脊椎。以是為特效劑。倘乏血清時。幾無藥可治。而作者則發明以絡石藤為代。因腦膜炎一證。中國謂之驚風。以小兒為最多。在中國古書上。則又不曰驚風。而名為痙。蓋此病之原因。由於脾絡為濕所阻。失其動旋。其從後上犯督脈謂之痙。從前上犯任脈為之痓逆。代中西醫只知痙而不知痓。故西方有腦膜炎之名。而中國遺驚風之說。皆治標而不知治本。至腦膜炎所以能傳染者。因此病之發生。由於天時寒燠無常。忽冷忽熱。空氣污濁。毒菌蔓延。一經接觸。全身脈絡幾為停止。若用絡石藤以助脾絡之動旋。則血脈周流。而細菌難犯矣。此不可不知也。又傷寒之病。範圍甚爲其患。真正傷寒者，西方必須待期治療，而善治傷寒之中医，則毋庸待期治療，較諸西法爲捷。因中國古書所傳傷寒方劑，皆爲辛甘酸一類之藥，以辛甘酸能殺傷寒桿菌故也。他若熱帶病之赤痢，以黃連地榆爲特效藥；肝脾病之痺瘧、惡性瘧疾，以烏梅蒐肉爲特效藥，皆爲西方所未知。蓋細菌之種類不一，而專殺細菌之藥物亦不一，其宜於此者，常不宜於彼。西方以中医不徵驗細菌爲疑，豈知中國醫所處之方劑，具有二種特性：其一組藥物是專殺某種病之細菌，其一組藥物是修補內藏之器官，而增添抗毒素。夫傷寒不治。每由腸破。而西方無厚腸之藥。故坐視而不救。而作者則習知金石斛、似薑根、厚朴等可以厚腸壁而涼脂肪。不但無腸破之虞。而且有退炎之效。退炎厚朴除外。曾告諸德医試驗而信者也。綜上所述。則中國藥物之儲能與夫治療之效。在民间幾成為普通之應用。而在医生方面尚未盡量發揮。嘉惠人群也。非中國医學原理不合於世界科學統系。乃一般医生缺乏科學智識基礎。不能相對說明。致令無限之寶藏埋没於地中也。

中医學與科學　盧覺愚

近来國人以中医學無科學系統。不切實用。支離破碎。穿鑿附会。不能成為一種独立學術。因此遂動其鄙視心理。而思欲消滅之。摧殘之。此中經過之事實。彰彰在人耳目。毋待詞費矣。然而中医學之有歷史可稽者。伊古以來。已有四千餘年。為民衆所利賴。為健康之保障。苟其不切實用。無益於治療。則吾中華民族四萬萬五千萬人口。安能繁殖。以至於今日。雖人口繁殖之原因。不僅一端。而医藥實為其中一種最重要之原因。且精於此道者。良躬可以自信。語人可以了解。著書可以傳後。垂教可以致遠。敷諸四海而準。治千萬人而不惑。此而不足稱學。則世上尚有何種事物可以稱學。然則謂中医無科學系統。而欲消滅之摧殘之者。苟非先存私見。決不有此。惟是中医學中之科學問題。医學同仁。頗有爭論。其意見甚不一致。然。括其大要。可別為二派。一為崇古派。一為維新派。此二派之主張見解。迥然不同。崇古派見中医之病理診斷處方治療。均與今日所謂科學医不同。因自稱為哲學医。以別於所謂科學医者。并謂中医論陰陽五行。為哲學之說理。其價值遠非科學医所及。斯言也。未嘗不是。亦未嘗盡是。世界上各種科學。其初皆導源於哲學。不過年月既久。所積之經驗日多。學理日富。遂漸脫離哲學範圍。將其積蓄之經驗學理。聯成一種有組織有系統之學術。向前探討。向前研究。經長久之歲月。積無數人之學歷。發揮而光大之。推究而闡明之。此時已脫離哲學方式而成為一種独立完備之科學矣。數百年前之西医。尚附庸於宗教。医家之言論紀載。亦飽含哲學色彩。其後科學進化。始漸脫離哲學之理想。而趨重事寔之證明。實讀西洋医學史者。當無不知之。其脫離哲學而趨重科學。寔為歐西医學進化之一大關鍵。此在今日習西医者。亦無不知之。推中医至今仍在哲學範圍之內。一般人開口陰陽五行。閉口陰陽五行。而於陰陽五行之真意義。真價值。及所以然之故。則言人人殊。夫以一種專門學術。習之者。學理見解。既不相一致。知識程度。又參差不齊。豈非怪事。於此而欲求學術之進步。安可得哉。至於維新派中之具有新世紀常識及遠大之眼光者。見科學之進化。一日千里。而中医仍萎靡無生氣。且學術無不隨潮流而俱進者。不進則退。中医界之無進步。即無異日就退化。若是者雖無外界之攻擊。亦必不能以自存。於是奮發興起以革新中医改進中医為職責一方保存固有之國粹一方吸收科學之文明取彼之長補己之短近來溝通中西医學之呼声洋洋盈耳提倡者之熱心毅力誠可欽敬然而學術去取貴有權衡附和盲從無益反害科學固非萬能其應用於學術上亦有時而窮以凡事局於唯物論之下不能於範圍外旁贊一詞其所得之經驗學理雖極堂皇富麗而進步已有所限制蓋天下固有理之所必無而事之所或有者亦有昔日以為是今日以為非者夫理之所無非真無其理也第以箇人之聰明知識原自有限不

能周知天下事物而已。且學術進化，每為時间所限，為環境所限，為箇人之聰明才智所限。當時所謂真理，一俟時间演進，環境变易，學術隨之而起变化之時，往往有失其價值者。通云科學界中，已不乏其例。然則今之所謂真理，安知他日不歸於淘汰之列。如今西医以細菌原蟲為傳染病之絕對病源，謂為鐵案如山，不可移易。然其中疑點尚多，能否長保其價值，正未可料。故居今日而欲溝通中西医學，去取之间，不能不三致意也。此為崇古維新二派之主張，及其批評之大略也。平情

國文　十四

論之。哲學固有長处。科學亦有短处。且以不佞見識所及。中医學寔兼科學哲學之全。不佞此言非毫無根據。然欲解釋此理。須先知何為哲學。何為科學。哲學與科學之比較及其優劣得失。中医學既兼哲學與科學之全。證據何在。學理何在。此皆不佞所欲討論者也。何謂哲學。胡適之博士曰。凡研究人生切要问題。從根本上着想。并尋一根本解決。此種學问名曰哲學。此數語解釋哲學之定義。極為明晰。凡人苟有安心立命所在。對於外界種種煩惱激刺。皆易於應付。故在社会上。思得一種適當方法。以適應一切環境以確立其人生觀念者，曰人生哲學。國之安危治亂，所以安，所以危，所以治亂，尋其癥結所在，并謀一根本解決方法以補救之，使危者復安，亂者復治者，曰政治哲學。此外如社会哲學、倫理哲學，皆同此理，不過目標之有偏重耳。胡適之博士又曰：「科學之方法」不過「尊重事實，尊重証據」。此二語亦極明白。蓋科學不能離事實而存在，無事實即無科學。由此可知科學貴在能不離事實。世人徒震其名，以科學為萬能，為神妙不可思議，皆誤会之甚者也。科學之長處，在以有條理之心思統御各種複雜之現象，將零碎之經驗不全之知識組成一種學問而求得其間互相關係之原則其短处在处处求事實之証明其方法未免呆板蓋天下無窮大事物無窮多斷不能事事求經驗处处求証明故科學方法於學術上互之運用有時亦不適於用哲學之長处不重經驗其証實而重描想與假設以其靈巧之心思擬議世間事物之得失因果源流本末不為事實所限故能窮其變化極其精微其最長处尤在能將所經驗之事物組織而成為有系統之具体說理苟無哲學方法之假設描想為運用則凡一切所經驗之事物皆

散漫而無着落，繁瑣而無歸宿矣。哲學之短處，在不尊重事實與証據，憑其主觀之見解，以論斷事物，有時不免流於偏僻，想入非非，絕無根據，嘗有彼此同研究一種事物，其見解竟如霄壤之判者，亦此故也。此哲學與科學之比較，及其優劣得失之大概也。為學之道，須使兩相調洽，使其長處聯為一貫，以科學為基礎，以哲學為依歸，而後其學之真價值，乃確立不移矣。

中医談陰陽，說運氣，當然為一種哲學說理，靈素內經，論之尤詳，內經以天人為說，根據形態，根據四時，彼春之暖。為夏之暑。謂陽氣從生升而至於盛長也。彼秋之忿。為冬之怒。謂陰氣自清肅而至於凜冽也。

以為說明。何謂形能。凡四肢五官毛髮骨肉等謂之形。目司視。視為目之能。耳司聽。聽為耳之能。推之心主運血。肺主呼吸。腸胃主消化排泄。腦主知覺運動等皆謂之能。有生理之形能。即有病理之形能。何者為生理。則凡異於生理狀態者。自知其為病理矣。何謂四時。曰春夏秋冬。四時有美德。曰生長化收藏。四時有主氣。曰溫涼寒暑。內經云。彼春之暖。為夏之暑。彼秋之忿。為冬之怒。溫涼寒暑。遞推流行。別分六氣。曰風寒燥濕火熱。夏日炎熱。吾人衣葛飲涼。稍動則汗流浹背。冬日嚴寒。吾人衣裘飲熱。非閉闔無以

爽

春氣在經脈，夏氣在孫絡，長夏氣在肌肉，秋氣在皮膚，冬氣在骨髓中。見素問四時刺逆從論

至春天氣開，地氣泄，冰行經通。

欲知病傳大意，務參看內經下列三篇：（素問標本病傳篇）（靈樞病傳篇）（素問玉機真藏論）

水行乘金，火行乘木，曰逆；金行乘水，木行乘火，曰順。

病傳大意在生於相生，死於相剋兩句。

保存固有之体溫是以吾人之感覺在於冬夏者也迥然不同此不同者非特為病各異即其生理上亦迥然不同也內經根據此理觀四時推行之功用以明人身病氣傳变之順逆復以生理推測病理即以病理反映生理於互相比例中求得其因果關係肯定其治法公例轉推轉細深入隱微遂成為一種專門之學蓋人生戴天履地食毛踐土與天地息息相關植物因節候而变化動物因土宜而異類人所資以為生者除吸天之氣即為食地之味要得不隨之而生变化內經測天以驗人以趣越之[illegible]之

心思將其因果關係從根本上說明之不特具哲學之長處且涵泳科學之原理故不徒謂中醫學兼科學哲學之全寔有根據也田桐先生曰科學者適於所用之謂也醫藥科學適於療病之謂也不但文明人有科學野蠻人亦有之苗人善放蠱亦惟苗人能治蠱苗人能製毒藥亦惟苗人能治毒藥不特野蠻人有科學獸類亦有之鹿性好淫當春夏之交牡鹿尤縱慾因之奄奄欲斃牝鹿啣草藥以療之即愈不特獸類有科學蟲類亦有之偶見蜘蛛張網於屋角蜂過則羅而捕之迨蜂良抗蛛亦受傷徐徐而退至

麻黄：神農雷公主苦
温无毒。扁鵲主酸。
李當之主平。甄权主
甘辛。元素曰：味苦甘辛
時珍曰：微苦而辛，性熱而
輕揚。

於屋頂，尋嚙乱松以自療。人以乱松治蜂傷亦效，適
用為科學，適病亦為科學。不能以野蠻之科學獸之
科學蠢之科學，而鄙夷不用，而坐以待斃也。然則中
医學經長久之歲月，積無數人之經驗而成，可以徵
驗，可以致用，適合民衆需要，非科學而何？更以事實
證之。神農本草經麻黄條下曰：氣味苦温無毒，主中
風傷寒頭痛，温瘧。發表出汗，去邪熱氣，止欬逆上氣，
除寒熱，破癥堅積聚。李時珍曰：主治水腫風腫。比而
觀之，知麻黄之作用有三：一、發表出汗；二、止欬逆上
氣；三、治水腫。今先言其以治腫。鄒潤安曰：發汗之藥

水腫：風水、正水、石水、皮水、黃汗、裡水

多中空。中空者，多能利小便。然則麻黃之能治腫，不獨在能發汗，亦在能利小便。張仲景《金匱要略》曰：諸有水者，腰以下腫，當利小便；腰以上腫，當發汗乃愈。麻黃既能發汗，又能利小便，當然為水腫良藥。故千金要方、千金翼方、外台秘要、聖濟總錄、和劑局方等水腫門中，無不有用麻黃之方。近[illegible]人知麻黃能利尿，乃製為越幾斯。所謂越幾斯者，水蒸劑也。以麻黃水蒸劑治水腫，其效甚捷。蓋服之則小便頓利。又水腫多緣腎臟炎，故水腫病者之尿必含多量之蛋白質。惟服麻黃後，小便暢利，尿中蛋白質立見銳減。

麻黃其形中空，陰中之陽，入足太陽寒水之經。其經本寒，又受外感，故宜發汗，去皮毛氣分寒邪，以泄表實。若過劑則汗多亡陽，或飲食勞倦所傷及雜病自汗表虛之證用之，則脫人元氣，不可不禁。

故日人公認麻黃能利尿以治水腫。然其成績。仍不能盡如人意。蓋以麻黃治腫。有效有不效也。然此非麻黃之過。乃不善用麻黃之過。金匱越婢湯治風水。身悉腫。麻黃附子湯治水病脈沉小。二方皆用麻黃。然一助以石膏。一輔以附子者。以證有寒熱虛實之異。須臨時變通。對證處方。務求適合病情。故投劑而即效。日人雖知麻黃能治腫而不知因證用藥以盡麻黃之功用。仍屬一間未達也。麻黃能治欬逆上氣。習中医者。類能知之。能言之。能用之。所謂止欬逆上氣。即是止欬喘。古方用麻黃治欬喘者。如傷寒論

欬而上氣，喉中水雞聲，射干麻黃湯主之。
射干　麻黃　生姜　細辛　紫菀　款冬　半夏　大棗　五味

欬而脈浮者，厚朴麻黃湯主之。
厚朴　麻黃　石膏　杏仁　半夏　乾姜　細辛　小麥　五味

> 肺脹欬而上氣，煩燥而喘，脈浮者，心下有水，小青龍加石膏湯主之。麻黃、芍藥、桂枝、細辛、乾姜、甘草、五味、半夏、石膏

医文：　　十九

傷寒表不解，心下有水氣，乾嘔發熱而欬喘者，小青龍湯。金匱「欬而上氣，此為肺脹，其人喘，目如脫狀，脈浮大者，越婢加半夏湯。肺脹欬而上氣，煩燥而喘，脈浮者，心下有水，小青龍加石膏湯。」方中皆有麻黃，而千金外台治欬喘諸方用麻黃者尤不勝徵引。初不俟今日而始知。年前日人研究麻黃，發見一種植物鹽基，名之曰愛勿特灵，謂麻黃之有效成分皆在於此。故又名麻黃精。然而医尚未採用也。近年有中國留美霍金斯医科大學陳克恢先生，以數年研究麻黃之結果，謂其作用與副腎素相類，且其化學程式

亦復相續。副腎素為近日新發明之藥品，用途最廣，而採製甚難。人工之副腎素，其功效又遠不如天然副腎素之妙。今見陳君發明謂麻黃之成分，效用與副腎素相同，且出產多，製造易，于是引起全世界醫藥學家之注意，遂取而試驗之。試驗結果，非常滿意。蓋其能激刺各種內膜之平滑肌之交感神經，能增高血壓，放大氣管枝，故善治喘息。自經此次提倡之試驗後，麻黃之用途，一日千里，全世界醫者無不樂用。今市上西藥房中發售之炭佛特灵，即由麻黃提出之成分而制成之者。然而中医用麻黃治喘，已遠在数千年前。早視為普通常識矣。亦何俟今日科學家自誇為新發明者乎。且用麦佛特靈治喘。其收效亦不能盡如人意。亦有初服則效。繼則無效。或反加甚焉。此其故正如用麻黄治腫。而不能隨証制宜。用葯以輔之。故其效不顯。且用麦佛特靈治喘。服其一定量。久之。其積蓄作用。達至相當程度。竟有大汗而虛脫者。西医以此為麦佛特靈之副作用。是倒因為果也。

夫發表出汗。為麻黄之良能。古書載發汗之劑。用麻黄者。不勝枚舉。如傷寒論之麻黄湯。大小青龍越婢湯等。皆發汗之劑。用之適當。汗出熱退。諸証隨愈。是發汗所以解熱。解熱即所以愈病。今以出汗為副作用。謂非倒因為果而何。夫大汗而至虛脫。即中医誤汗之謂。中医用麻黃。原有禁例。且禁之至嚴。服之出汗而虛脫。是服之不當。非藥之過也。且熱病之所以用麻黃。用麻黃所以發汗。所以解熱。所以愈病。其理由何在。古書多有解釋。然不佞皆認為理論不澈底。以不佞研究所得。人体何以發熱。曰体温增高之故也。体温何以增高。曰因氣候劇變。皮膚感寒。毛竅閉塞。汗腺不通。体温不能如常放散。則增高而發熱也。

腺音線。謂動物体肉中能分泌液汁之處。如分泌乳汁者曰乳腺。分泌汗液者曰汗腺。

人身体温為九十八度。無論冬夏。皆有一定。其所以有一定者。以人体中有天然調節体温机能也。体温之生成。源源不絕。為欲保持其生理之適當量。即將多量之体温。放散於外而不絕。皮膚為人体最外層。其面積又最大。故多量之体温。恒從皮膚放散於空氣中。体温之生成愈多。則其放散亦愈多。而皮膚放散体温之法。最顯著者。莫如出汗。汗即血中廢料由体温散發而排洩於外者也。凡惡寒發熱。頭痛脈浮者。在傷寒論謂之太陽病。無汗者當發汗。發汗常用麻黃。汗出則熱退。凡因熱而起各症。即連帶而消退。

平滑肌与横纹肌对待为构造内脏血管之要件是不随意肌。

麻黄所以能發汗。在能激刺平滑筋中之交感神經。間時能增加血壓。使血行迅速。多量之体温達於皮膚使充血而易於放散。不特此也。麻黃能治喘。能發汗。作用正同。蓋体温不能放散於外。增高而發熱。熱氣壅積。自然上熏胸膈。肺司呼吸。虽能放散体温。然其所放散之量。祇得全身放温量四十分之七。今多量之熱。不能從皮膚放散。而湊積於肺。呼吸加速。要得不喘。用麻黄發汗。使体温仍從皮膚放散。肺中所以壅積之熱氣。自快然而退。喘息亦即平復。故麻黄善發汗。即善能治喘。內經曰。皮毛者。肺之合也。肺主皮毛。蓋從形能推得之經驗語也。不然。肺屬呼吸系。皮屬排泄系。正如風馬牛之不相及。安知其此崩彼應。捷於影響。有如是哉。傷寒論太陽病之病理。決非此數言所能徹底說明。而此所言麻黃之良能。亦未能盡其什一。不過言此以見今日之科學方法。有時亦不盡適用。而用最新科學方法研究。而誇為新發明之藥。良不如中医之善於應用。能知其理之詳且確。由是可知中医學固有顛扑不破之真價值。彼以中医為毫無足取。為不切於用者。當嘿然自反矣。[illegible]中医雖無隱竊科學之原理。然有時過於崇信哲理與事實相去甚遠。而於運用科學之方法，亦不如西學之精密。且近世科學，多有足補中医之不逮。亦有足以証明吾固有之學理者。此則所當亟於採用者也。

醫藥界之認識

陳无咎

先總理著三民主義，教訓國民：一曰民族，用示立國之張本；二曰民權，總為全民之步驟；三曰民生，合作繁榮之企圖。理論雖分三段，而精神原本一貫。所以胡展堂先生解釋三民主義，謂為有連環性。現在中央當軸，胥為總理信徒，對於總理遺教，咸有深湛之研究明確之認識，故在訓政時間，一方設置衛生部，接受世界科學之環流，一方成立國医館，發揚中華固有之文化，使三民主義之進展，向上一層，使國医國藥成為有系統之科學化，庶幾東方文明，普遍大地，不局促於一隅，不割裂於片段，並非所謂保存國粹，仲中絀西，『開倒車』，仍向『陰陽五行金木水火』，㕮咀切剉，『砲製煨炒』之舊路上而去。更不是將医士改稱國医，將飲片改名國藥，謂是中央提倡國藥之盛心。提高中医之德意，須知此種『換湯不換藥』之把戲，絕非中央所樂聞，翻使中央成絕望。我亦知中國有四萬萬五千萬之國民，而中國醫生只有此數，且真能治病之醫生，更寥寥可數。然亦知中國藥材出口，每年有五千萬之鉅。且外人向護各省私收貴重藥物，尚不在內。私收對於那般，或且過之。然彼等都用賤值而得，致令黃連、厚朴、玉桂等，幾與黃金同價。

吾輩業醫，生於今日，宜如何整理中醫學說，使中國醫學，成為世界醫學。業藥業者，宜如何改良中國藥劑，使與外國藥同其便利，縱不能通盤籌劃，一蹴而幾，然亦可不相信中央當軸及黨國先進之指導人

國文

二四

人想出風頭。個個自負國手。一無認識。妄作聰明。則將來之失敗。將不堪設想矣。

中醫藥原理之總人

陳光啓

溯自五千一百四十七年前。先哲神農降生。而中國歷史上醫食二字。乃始同時發明。神農嘗百草。知地上所生之物。何者可以養生。何者宜爲毒藥。所以參苓耆朮爲藥。而五穀菜蔬亦藥也。蓋五穀菜蔬。以之充塞倖氣。而參苓耆朮。以之修造器官。共趨於養生一途。非有二致。斯即所謂醫藥與食同源也。

黍稷稻麥菽（五穀）

（五菜）葵藿葱韭薤

藏 蓄 藏

内經藏器法時論曰。毒藥攻邪。五穀為養。五畜為益。五果為助。五菜為充。氣味合而服之。所以補精益氣。中國飲食之富。調味之精。五洲萬國首屈一指。而土產藥材。天然生殖。其地氣之厚。為他國所不及。徒以歷代相傳。取用安於茍完。不肯精密研究。盡量發揮。知其然而不知其所以然。此先總理所以有知難行易之前識而下以不知亦能行之判語也。吾人當此科學日新。物質文明。震盪世界時代。不提中國醫藥則已。一提中國醫藥。則不宜與食分開。吾人縱可發醫。何能廢食。蓋以中國醫食二字。向來同參共貫。乎均發達。吾人決不能取其半而遺其半。中華民族之生命託諸医，中國之文明寄於食。試將吾人日常行用之飲食與夫連帶関係之医藥，一一分晰其原理，加以實行之試驗，不难徵得其結果。循斯結果，擴以為出發之點，發揮光大，不難使中華民國之文明着着向上，化中國医藥為世界医藥，駕歐美而凌日本。良以中華民國立國於地球之北，背山川，河流環繞之道，地氣既醇，物產豐富，優養培植，取多用宏，不但強國，且可富民；不但强種，且能利賴人群。用是擴充胞物與之量，擴博施濟衆之懷，使圓顱方趾之倫胥得

盡其天年。以副總理大同博愛之旨。始可謂之稍盡
夫職也。
茲試引證一例。以見中國醫藥原理之超人。如藏器
治療之法。爲德醫最近之新發明。而中國內經一書。
大半言藏器治療。如五藏生成。五藏別論。宣明五氣。
藏器發時各論是也。何謂藏器治療。即以血補血。以
心補心。以筋補筋。以肺補肺。以肝補肝。以腎補腎之
類是也。先究人類之藏器。以推驗動物之藏器。更由
高等動物之藏器。以推究下等動物之藏器。再由一
切動物推到礦物植物。有机無机。取其精華。棄彼粃粕。

取其有餘，補我不足，故藏器療治之說，在西方以為最新者，而在中華良為最舊，令人起『中國廚子刀碓鳴鑾而有餘，西方學博器械研究而不足』之感想。例如醬油、荳腐、青菜、蘿蔔，皆吾人習知其味者也。然吾人雖習知其味，而明瞭其性質者甚寡，所謂終身由之而不知其道者衆也。蓋醬油、荳腐為豆所製，荳之形狀與心腎二藏同模，故有益於心腎。蘿蔔富於明汁，能助脾絡之動旋，故有益脾藏及膵。青菜多纖維，與肺同性，故能暢肺之呼吸，而滌蕩留蝕之斑點。從此類推，可臻至微極薄。凡吾人日常行用之飲

切循者。切度而尋求之也。

一揆度　須參考　素問病能論　灵枢經本臟篇　灵枢五色篇

一按蹻。按摩導引。引陽氣通暢於四支也。素問異法方宜論曰。中央者其地平以濕。其病多痿厥寒熱。其治宜導引按蹻。蓋地之濕氣感則害人皮肉筋脉。故治之

食均入藏器治療之範圍。即先總理所豔稱曰医高野吉太翁抵抗療病之新法。為中國先哲所傳五味相勝之原理。亦當入此範圍也。特是藏器療治。為中國医葯之本能。而中國医學之基礎。則在揆度。即解剖模型正負相对。揆度者。生可切循而得之。死可解剖而視之。西医雖側重解剖。尚未明徹揆度之立標。此中西医術。所以必相須而成。亦猶中國医食互相維繫。不可偏廢也。

中央國医館宣言

中華民族。古代医術。分為四派。一曰按蹻。二曰砭石。

宜導引按蹻也。導引者，搖筋骨動支節也。按謂抑按皮肉，蹻謂捷舉手足。

三曰鍼灸。四曰湯劑。故医之為字，係按蹻砭石鍼灸湯劑者組合而成。匚，按蹻也。矢，砭石也。殳，鍼灸也。酉，湯劑也。三代盛時，政治修明，湯劑一派獨形發達，於是按蹻砭石鍼灸漸廢而不用，間有傳者，皆畸零而不完全。周禮医師屬於冢宰，其下設食医、疾医、瘍医、獸医。其制曰：医師掌医之政令，聚毒藥以供医事。凡邦之有疾病者、疕瘍者造焉，則使医分而治之。歲終則稽其医事，以制其食，則十全為上，十失一二次之，十失三四為下。死終則各書其所以，而入於医師。綜其所載，完全以湯劑為定律，凡按蹻砭石鍼灸胥無

二七

明文。蓋自湯劑一門。成為王官之守。其他手術。遂被淘汰。雖有傳人。不為要典。誠如內經所謂「九鍼」之論。不必存也之意云爾。

然。謂中華醫學。有按蹻砭石鍼灸失司。独令湯劑一門存在。遂致解剖手術。不能循是探求。因而發明在五千年前。最盛時代。應用人數不下九萬萬人之多。顧三百年來。泰西科學發達。物質文明進展。醫藥器械。日見完備。迴視中華專用湯劑。未免相形見拙。遂歸咎於按蹻砭石鍼灸之失傳。墮落相當位置。是又不然。蓋中國向來醫藥與食同源。溯自五千百四十七

二八

年之前，先哲神農降生，嘗地上之草木，而辨明其性質，馴知何物可以養生，何物宜於治病。史稱「神農嘗百草，一日而遇七十毒」，所謂一日而遇七十毒者，非謂一日之間，歷遇七十種毒物，蓋謂所嘗百草之中，有百分之三十，堪為日用養生之需，其他百分之七十，皆充治療上攻病之用也。

神農氏因教民医食，故後世稱為炎帝。炎帝者，狀火有炎上之勢，又因教民稼穡，樹藝五穀，故號神農。蓋火化與土化同功，在拉丁文謂之文化。文化二字，本指「土地耕作」及「有益之勞動」而言。中華民族之文化，寄於醫藥，中華民族之文明徵於飲食，故醫之與食，是為中華民國魂所付託，中華民族由歷史上觀察，為合於衛生學，當於閒情性，忠厚和平，最高尚最自然之世界上一種文明民族，而醫之與食，寔植其始基，附以總理遺教有之，我中國近代文明進於事事皆落人後，惟飲食一道，至今尚為文明各國所不及，即如日常行用之品，如金針木耳豆腐豆芽等物，實素食之良者，而歐美各國並不知其為食品也，夫悅目之畫，悅耳之聲，皆為美術，悅口之味，何獨不然，烹調之術，本於文明，所以非深孕乎文明之種族，則辦

國文

味不精辨味不精則烹調之術不妙。中國烹調之術。足證文明進化之跡。第就飲食而論。中國之習尚。當超乎各國之上。此為人生最重之事。中國已能習慣成自然。吾人當保守之而勿失。以為世界人類之導師可也。總理為現代中華民族之先知先覺者。並為中華民族及世界人類各個民族之永久先知先覺者。其言如是。吾中華民族過去之光榮。與未來之生存。及應負之責任。可以思過半矣。抑總理殷殷垂訓。雖祗就飲食一端而言。然而人類生存之原理。與夫中華醫藥之全能。其範圍之涵量。胥不外是矣。茲

纖維質、）其形為白已粹末為植物之主要）成分

試將總理所提金針木耳荳腐荳芽四物釋之。人身內藏多纖維。金針有綿最纖維之級性。故能止級血。人體血流易停阻。木耳可為周流血液之調節。故能治血病。荳腐當於蛋白質。為植物中之肉類。與雞卵牛肉同其功用。然雞卵有時能助長細菌之復活。牛肉有時使脂肪過於肥壅。而荳腐則無斯弊。荳芽為補心藏之上品。兼助腎之濾泌。荳之形狀。與心腎二藏開模。舌者心之苗也。心藏有脫出之處。則舌面必發現斑點。或蝕壞。荳芽亦然。荳根中蠹者。苗芽亦蠹。凡患心藏病與淋沙病者。以荳芽煎湯飲之為最宜。

三十

其他如青菜可以暢肺葉之呼吸，而滌蕩留蝕之斑點；蘿蔔可以轉脾絡之動旋，而消化不良之積滞。皆吾人今習知其味，視為日用尋常品之無待高論，殊不知調劑藏府，營養生源，增加抗毒素，抵制疾病之功能為甚大也。

中國從前本草所紀医食品物，不過百種，嗣後歷經嘗試，積五千年之驗，馴至今日，已有二千種之多。近代西方医學，雖因利用器械、利用科學之故，日進高明，然其所謂特效劑者，其原料大半取諸中華，致令黄連、厚朴、玉桂等品，在本國市場，與黄金同價。

因此種貴重藥品必須雲桂川藏等省區方稱道地他處雖有出產效能低減而外國藥行每派專員嘗假傳教游歷為名暗中收買採掘往往以賤值得之一經製造復以重價售諸吾國據稅関記載中國近歲普通藥材出口已有五千萬元之鉅至貴重藥品因輕便而私行攜帶者尚不在內而外國藥行每年医藥材料輸入中國者率在一萬萬美金左右而日本及其他東方各國尚不在內是外國藥行得吾國之原料一轉移間獲四五倍之贏利也夫西方各國以彼邦之出產指中華為市場行其經濟侵畧識者引為極

寒心時誅抵制況攫中華之出産增高彼土之文明更以其享用賸餘運輸我國視為經濟侵略唯一之工具有心人能無扼腕太息亟謀抵制之方乎且西方醫學之進化除器械手術外其用藥特效之智識寔以中國本草一書為研究之基礎而國人學習西方医藥二科者對於先民所遺留反視為無足重輕此種反主為客之意識豈非顛倒之尤甚曰中華立國地球之背山川河流環繞交道地氣既醇物産又富天然植物風化礦物堪充藥料之用者誠有取之無禁用之不竭之觀原料輸出有何珍惜然果僅為

普通藥物，固亦無妨。其奈西洋所採辦者，既屬地道藥材。黃連、厚朴、玉桂等，漸見減少。紅花、當歸、大黃等，日形昂貴。其有關國計民生，詎云淺鮮！普通出產，貨棄於地；貴重品物，壟斷於人。甚至易生易植之產，故石斛等，亦轉買於日本。即此一端，已屬亡國破產而有餘。吾人為祖宗計，為子孫計，焉得熟視無睹，任令民窮財盡，長淪於次殖民地，而終不覺悟也。中央奉總理之遺教，保存中國固有之文明，更發揮而光大之，以增進中華民族之地位，適合民生主義之環境。固有中央國醫館之設立。國醫館之任務，在

三二

整理國医國藥用科學方法。將中國藥物之殊能。依医食同源特殊之湯劑學。推廣其效力。使代表東方之文化。普遍於大地。並非闡却倒車。將國医國藥仍回陰陽五行、攻唱泡製之舊道路而去。憑五千年之經驗。準藏器治療之原理原則。使國医國藥之應用。成為有系統之嶄(最)新科學。夫藏器治療之學說。為近歲德医所發明。世界医林為之風靡。而中國医家習用之湯劑學。國医食同源之啟。寔緣藏器治療而發生。中國最古医書。厥為周秦諸子所輯之黃帝內經。內經所載五藏生成、五藏別論。宣明五氣。藏器法持各論皆言藏器之机要。何謂藏器治療，即以血補血，以心補心，以筋補筋，以腎補腎，以脾補脾，以肺補肺，以肝補肝之類是也。初由人身之藏器，以推驗動物之藏器，次由高等之動物之藏器，以推究下等動物之藏器，復次由一切動物而推到植物礦物，有机無机。所謂環蠕蛻化之倫，飛潛介殼之類，莫不入此範圍。故總理遺教有云：六畜之臟腑，中國人以為美味，而英美人往時不之食也。近年亦以美味視之矣。西人初鄙中國人食猪血為粗惡野蠻，嗣經醫學衛生家研究，則猪血涵鐵質獨多，為補身無上妙品。凡病痊後及血薄之人。往時以鉄劑治之者。今皆用猪血以治之矣。蓋猪血所涵之鉄。為有机体之鉄。較諸無机体之化鍊鉄劑。尤為適宜於人之身。諸有病之人食之可以補身。無病之人食之可以益体。其餘種種食物。中國自古有之。而西人所未知者。不可勝數。此之謂也。即總理平日所艷稱日医高野吉太翁所倡抵抗療病之新法。本諸中國先医五味相勝之原理。固非高野翁所創獲也。由此觀之。吾人正因湯劑學之發達得藏器治療之宗師。深自欣幸。不因按蹻砭石鍼灸之失傳。遺鮮劑之缺憾而幾微惋惜。況按蹻砭石鍼灸三者。乃解剖之继形。且中國先医能發明此項偉大之湯劑學。而致成廣大而盡精微。極高明而道中庸。雖列二千種。平時養生。病時治療之一部本草。尚非經過解剖之工作。又烏從而知之。試觀一獸幼兒。捕獲出多。即裸体解剖。而徐窺其内藏。我是可徵中國先民之習性矣。内經陰陽應象大論曰。論理人形。列別藏府。端絡經脈。会通六合。各從其經。氣穴所發。各有处名。谿谷屬骨。皆有所起。分部逆從。各有条理。四時陰陽。盡有經紀。外内之應。皆有表裏。是非解剖而何。特解剖二字。尚不能明瞭。已括人生生活之狀態。故中國先医不曰解剖而曰揆度。靈樞經水篇曰：八尺之士，皮肉在此，生可切循而度之，死可解剖而視之。此揆度之法也。精揆度之學者，視吾人之耳，可測吾人之腎；視吾人之目，可明吾人之肝；視吾人之鼻，可知吾人之肺；視吾人之唇，可洞吾人之脾；視吾人皮膚之顏色，可別吾人之種族血統；視吾人腦部之隆窪，可办吾人之聰明才智。人類之聰明才智，所以高出於一切動物者，因吾人脊背有一条脈腺直通於腦故也。故動物皆匍行，獨人類能直行。先医名此条直脈曰督。人類之動靜云為，思維考慮，所以較一切動物為靈敏者。因人類五藏六府之活動能個個自然暢達其生机也。而人身自然生机之暢達，基於藏府活動之平均，更基於中間一条叉脈之維繫。而先医名此条叉脈曰任。督任之定名，不但文詞極其美感，而且理由亦極確當，是豈西方机械文明所能窺其萬一乎。德國本族，其先為塞外匈奴突厥。德國医學，衍於羅馬，漢書所紀大秦也。故德國医藥智識，寔萌芽於漢医，遂為世界第一。迄今德之名医，尚研究中國本草，孳孳不倦也。日本與吾國同文同種，先學漢医，後學德医，三十年來遂稱世界第二。

叔寶，即陳後主。

而現在日之名医，仍有復漢之呼声，曰医留德，漢遺熙博士，且稱中國医學上之陰陽寒熱表裏乃相对性理論也。夫德日医壇則如彼，而中國医界則如此，望色聞風，而不知興起者，可謂叔寶全無心肝矣。蓋中國所不足者，理化而已，器械而已。果中國優秀分子習治西方医學者，專攻理化，從事器械，根據本草內經所述，分利其性質，研究其效能，改良其製造，推廣其用途，則中國医藥之超人，堪以駕德國而凌日本，可斷言也。何則？理化器械，可學而精，雖此五千年經驗之記載，乃曾累積遞所成，非一蹴可幾乎？夫藥總理之遺教，期訓政之完成，对於中國固有之文明，為保世滋大之企圖，因而成立中央國醫館，懸上述三方針，希望全國智識階級優秀分子，戮力同心，分工合作，俾代表東方文化之中國醫學，化為世界醫學。誠能達斯目的，不但三民主義之中心民生問題，可以解決一半，則全世界人類無窮之幸福，行將胥受中華民族傳統文明醫食同源之賜，藉是副 總理博愛大同之旨，未可量也。特此宣言。

醫學通論

梁鹤年

《医学通论》引言

《医学通论》为福州中医专门学校教材之一，编者不详，无目录，不分卷。绪论介绍中医学的历史源流，引用徐洄溪《病随国运论》，提出民国时期维新者抑中扬西、守旧者保存国粹的观点。正文介绍了徐洄溪《元气存亡论》《诊脉决死生论》《症脉轻重论》《脉症与病相反论》《躯壳经络脏腑论》《幼科论》《痘科论》《病有鬼神论》《卒死论》《胎产论》《亡阴亡阳论》，杨志一《中医诊治之特长》，张锡纯《元气诠》，王玉玲《中医药治天花痘疫之特长的补充》，宋爱人《顾允养述》。该文值得注意者三点：首先，从整套书籍的刻印字体来看，字体有较大差异，推测该教材并非一次编撰刻印完成，而是随着教学进度的进展，随刻随用，分为数次刻印完成；其次，张锡纯《元气诠》结尾有夹页，即在原稿中第18页，视其内容可能为前一页的补充；最后，本书还有不少批注，或者是对教材的补充讲解，或者是对人物介绍，或者是对药方的识别，或者是对部分语句的阐述。

醫學通論

緒論

醫之為道參天人之奥操性命之權其理至深其責
至重非文字精通細心研究者不能窺其奥妙也神
農之本草黄帝之内經皆天亶聰明不由剖解試驗
而得所謂聖而不可知之謂神也至漢張長沙出集
成
羣聖之大成立方著書察微辨證後之人沾溉不盡
詢萬世之師表也迨其後劉張朱李皆卓然大家而
其間論證立方或方隅異宜或貴賤殊體在當時理
疾並有奇驗後人憑古書而診今病則頗有不合機

宜者。遂有是非之言。成敗之論。而究之古人。不任過也。徐洄溪著病情國運論曰。天地之氣運。數百年一更。而國家之氣運亦應之。上古無論。即以近代言之。如宋之末造。中原失陷。主弱臣弛。張潔古李東垣輩立方皆以補中宮。健脾胃。用剛燥扶陽之藥為主。至於明季。主暗臣專。膏澤不下於民。故丹溪以下諸醫。皆以補陰益下為主。至清廷飾朱纓。口燔烟草。五行惟火獨旺。故其為病。皆偏盛陽上越之症。數十年前雲間老醫知此義者。專以芩連知柏。挽回誤投溫補之人。應手皆效。至民國之間。男女平權。陰陽敵體

盛行

遂有濕邪夾濕者邪挾濕清濁混亂流佈寰區維新者抑中揚西守舊者保存國粹中西鬥立旗鼓相當此時賢張錫純所以有衷中參西之作也

元氣存亡論

徐洄溪著

養生者之言曰天下之人皆可以無死斯言妄也何則人生自免乳哺以後始而孩既而長既而壯日勝一日何以四十以後飲食奉養如昔而日且就衰或者曰嗜慾戕之也則絕嗜慾可以無死乎或者曰勞動賊之也則戒勞動可以無死乎或者曰思慮擾之也則屏思慮可以無死乎果能絕嗜慾戒勞動減思

慮免於疾病夭札則有之其老而耗而死猶然也况乎四十以前未嘗無嗜慾勞苦思慮然而日生日長四十以後雖無嗜慾勞苦思慮然而日減日消此其何故歟蓋人之生也顧夏虫而却笑以為是物之生死何其促也而不知我實猶是耳當其受生之時已有定數焉所謂定分者元氣也視之不見求之不得附於氣血之內宰乎氣血之先其成形之時已有定數譬如置薪於火始然尚微漸久則烈薪力既盡而火熄矣其有久暫之殊者則薪之堅脆異質也故終身無病者待元氣之自盡而死此所謂終其天年者

也至於疾病之人若元氣不傷雖病甚不死元氣或傷雖病輕亦死而其中又有辨焉有先傷元氣而病者此不可治者也有因病而傷元氣者此不可不預防者也亦有因誤治而傷及元氣者亦有元氣雖傷未甚尚可保全之者其等不一故診病決死生者不視病之輕重而視元氣之存亡則百不失一矣至所謂元氣者何所寄耶五臟有五臟之真精此元氣之分體者也而其根本所在即道經所謂丹田難經所謂命門內經所謂七節之旁中有小心陰陽闔闢存乎此呼吸出入係乎此無火而能令百體皆溫無水

而能令五臟皆潤此中一線未絕則生氣一線未亡皆賴此也若夫有疾病而保全之法何如蓋元氣雖自有所在然實與臟腑相連屬者也寒熱攻補不得其道則實其實而虛其虛必有一臟大受其害邪入於中而精不能續則元氣無所附而傷矣故人之一身無處不宜謹護而藥不可輕試也若夫預防之道惟上工能慮在病前不使其勢已橫而莫救使元氣克全則自能託邪於外若邪盛為害則乘元氣未動與之背城一決勿使後事生悔此神而明之之術也若欲與造化爭權而令天下之人終不死則無是理矣

元氣論（張錫純著）

人之始生也。絪緼化醇。胚胎初結。中間一點動氣。似有脂膜續護。乃先天資始之氣。即氣海中之元氣。胞中為氣海。藏後天之氣也。此元氣得母蔭育。漸漸充盛。以生督任二脈。又漸漸充盛。其氣衝開督脈。由彼上升。復通於任脈。由前下降。內鍊者。所以務通督任。以返先天（以生全身。迨至百骸臟腑皆備。肺能呼吸。遂接後天之根。（後天生命之根在呼吸）而胎離母腹矣。特是同一元氣也。其在先天之功用。與後天之功用迥殊。何者。元氣在先天。來源有自。故輸其有餘。與督任之脈常通。以融貫全身。為十月養胎之用。
其功用在於能施。元氣在後天。来源既息。故儲其附
得。與督任之脈不通。而坐鎮中宮。以全身諭。氣海
當為中宮。一揍百年壽命之根。其功用在於能斂。天
地之中心有滋氣。所以斂吸全球之氣化。磁氣即地
之元氣也。人心一小天地。由斯知人之元氣。即天地
絪之滋氣類也。其所以能鎮攝全身之氣化者。誠以
全身之血脈。皆含有鐵銹。磁鐵相戀。氣化自固。此造
化生成之妙也。然其氣純屬先天。至精至微。不涉後
天迹象。其氣不但無形。且並無質。一空氣涵之爲風。

電氣但以玻璃。是皆有質之驗。推磁氣無質。融處透達。元氣似磁氣。故亦無質。故一切補助氣分之藥。皆不能有益於元氣。若遇元氣之衰憊欲渙散者。宜保護以收濇之品。以助其吸攝之力。是以拙著衷中參西錄中所載病案。凡於元氣之將脫者。必重用淨萸肉四兩。或兼用他藥以輔之。即至危極點。亦能挽回。勝於但知用參耆朮者遠矣。

或問參耆朮皆為補氣之品。子獨謂其不能補助元氣。是服之於元氣毫無益乎。答曰。參耆朮諸藥。皆補助後天氣化之品。故救元氣之將脫。但服補氣藥不足恃。喻嘉言謂若氣上脫者，但知重用人參，轉令氣高不返，惟以收歛之藥為主，若萸肉、龍骨、牡蠣之類，而以補氣之藥輔之。其上脫者，宜輔以人參赭石（人參得赭石能引氣下行）。若陰盡不能繫陽，更宜加熟地黃、生山藥以滋陰。其下脫者，宜輔以人參、黃芪。若下焦泄瀉不止，更宜加白朮以止瀉。此乃臨時救急之法。至於欲補助元氣於平時，當於靜坐之時，還虛凝神，常於精明之府（內經謂頭者精明之府）保此無念之正覺。如天道下濟，光明仍然無心成就。久之元氣自有充盛之候。此乃內練家初步工夫，此時靜坐之風盛行，不妨藉之以輔藥餌之不逮也。

或問人未生為先天，既生為後天，擾子之說，將母孩提之元氣，與成人之元氣，其大小之量無以異乎？答曰：非也。所謂以未生為先天，既生為後天者，此大略言之也。若細分之，猶有先天之先天，先天之後天，後天之先天，後天之後天。所謂先天之先天者，未生以前是也。所謂先天之後天者，自初生以至成立是也。蓋未生之前，得母蔭育，其元氣固有日長之機，自初生以至成立，其全身日日充長，其元氣亦即隨之日日充足。其充長之時[illegible]後天。[illegible]

之机能。仍得之先天。故可以先天統之。而為先天之後天。

所謂後天之後天者。人自成立以後。全身充長之机既云停。而白晝之動作云為。復勞心勞力以耗其元氣。此誠後天之後天。所謂後天之先天者。其將睡未睡。及將醒未醒。若有知若無知之時是也。蓋斯時也。萬慮皆空。神氣歸根。心腎相依。直與道家凝神入氣穴。景况無異。故於晝間元氣之消耗者。亦能些些補助。為此時有自後天返先天之机。故可名之為後天之先天也。不但此也。人之呼吸循環。自然之天

機故有先天存乎其中而能於元氣稍有補益（也為其為自然之天機）
日不然可徵之儒者之讀書與教員之宣講
夫儒者當幼學之時鎮日讀書不輟及長而謀舉業
又必選詩文數百篇日夜高聲朗誦未聞有傷氣者
至為講員其每日登堂宣講之時間遠少於讀書
之時間也其宣講之聲遠小於讀書之聲也乃宣講
而傷氣者竟往往有之此固極精細之問題也蓋讀
書必有聲調當其呼氣外出之時必心力下降以
鼓其氣而後其聲悠長又必須丹田上升以助
其氣而擴其聲高遠此際之一升一降而心腎

醫學通論

交矣○內練家會合嬰兒姹女之功○即交心腎之功○亦即補助元氣之功也○是讀書者之於元氣○旋傷而旋能補之○此所以不傷氣也○至空誦則但用腦中之氣○其心氣不降○腎氣不升○有損傷而無補救○此所以多傷氣也○

由此推之○尋常呼吸○凡當其呼氣外出之時○其心腎亦必微有升降○（每呼氣外出之時○心必下降○腎必上升○是以內練家有呼氣為補之說○細心体會○皆能自覺○）雖升降之力甚微○心腎亦必相交而有益於元氣○蓋元氣雖坐鎮中宮○統攝氣

化而其統攝之於時時必需。即時時暗耗。端賴自然之呼吸。心降腎升。以息息補助。此造化之妙。統為天机之自然。故亦可謂後天之先天。道書謂呼吸分明了卻仙。誠為見道之言也。果參透呼吸之奧旨。順呼吸之自然。而少加以人力主持。俾心降腎升之加息息互相凝結。有不延年益壽者乎。拙著衷中參西錄第二卷敦復湯後載有論吸升呼降之理。以輔藥餌所不逮。用之治人多矣。其理原可與此互相發明。無非本呼吸之自然。以推衍之也。

尝观抱朴子有鍊氣之法。先自鼻間吸氣滿腹。停片時祇自鼻間吸氣少許。遂即自鼻間徐徐呼出所吸之氣。氣出時愈慢愈好。若以紙條粘鼻尖下當鼻孔出氣之時。其紙不動方佳。愚向不知此法之用意。今乃知此即交心腎之功。亦即呼氣為補之功。欲明此理者。可按此法行之。以默參心腎升降之機。自知愚言為不謬也。或問當今為科學時代。即談醫理必須有切實徵驗。子謂元氣有類磁氣。或仍屬想像之詞乎。答曰。若以愚言為想像之詞。試觀本草綱目所載人魄之註解自明。蓋人魄即人元氣入地之所結。觀其所結之質黑而且堅如石炭。綱目謂如麩

炭洗究錄謂如石炭麩炭即石炭之薄片即其質有類磁
石是其明徵磁石即磁氣與地氣化合而凝結者也且人
魄之為物雖隔樓板數層必結於地下又非磁氣不能透
達也

診脉決死生論（徐洄溪著）

生死於人大矣，而能於兩手方寸之地，微末之動，即能決其生死，何其近于誣也。然古人往往百不失一者，何哉？其大要則以胃氣為本。蓋人之所以生，本乎飲食。《靈樞》云：穀入于胃，乃傳之肺，五臟六腑皆以受氣。寸口屬肺經，為百脉之所會，故其來也，有生氣以行乎其間，融和調暢，得中土之精英，此為有胃氣。得者生，失者死，其大較也。其次則推天運之順逆。人氣與天氣相應，如春氣屬木，脉宜弦；夏氣屬火，脉宜洪之類。反是則與天氣不應。又其次則審臟氣之生尅。

如脾病畏弦，木尅土也；肺病畏洪，火尅金也；反是則
與臟氣無害。又其次則辨病脈之從違，病之與脈各
有宜與不宜，如脫血之後，脈宜靜細，而反洪大，則氣
亦外脫矣；寒熱之症，宜洪數，而反細弱，則真元將陷矣。
至于真臟之脈，乃因胃氣已絕，不營五臟，所以何臟
有病，則何臟之脈獨現。凡此皆內經、難經等書言之
明白詳盡，學者苟潛心觀玩，洞然易曉，此其可決者
也。至云診脈即可以知何病，又云人之死生無不能
先知，則又非也。蓋脈之變遷無定，或有卒中之邪，未
即通于經絡，脈一時未變者；或病輕而不能現于

脉者。或竇洩痼之疾。久而與氣血相併。一時難辨其經。董者。或有依經傳變。流動無常。不可執一時之脉。而定其是非者。况病之各有萬。而脉之象不過數十種。且一病而數十種之脉無不可見。何能診脉而即知其何病。此皆推測偶中。以此欺人也。若夫真臟之脉。臨死而絡不現者。則何以决之。是必以望聞問三者合而参觀之。亦百不失一矣。故以脉為可憑。而脉亦有時不足憑。以脉為不可憑。而鑿鑿乎其可憑。總在醫者熟通經學。更深思自得。則無所不驗矣。若世俗無稽之說。皆不足聽也。

醫學通論

症脈輕重論（徐洄溪著）

人之患病，不外七情六淫，其輕重死生之別，醫者何由知之？皆必問其症，切其脈，而後知之。然症脈各有不同，有現症極明，而脈中不見者；有脈中甚明，而症中不見者。其中有宜從症者，有宜從脈者，必有一定之故。審之既真，則病情不能逃，否則不爲症所誤，必爲脈所誤矣。故宜從症者，雖脈極順而症危，亦斷其必死。宜從脈者，雖症極險而脈和，亦決其必生。如脫血之人，形如死狀，危在頃刻，而六脈有根，則不死。此宜從脈不從症也。如痰厥之人，六脈或促或絶，痰降則愈。此宜從症不從脈也。陰虛咳嗽，飲食起居如常，而六脈細數，久則必死。此宜從脈不從症也。噎膈反胃，脈如常人，久則胃絕而脈驟變，百無一生。此又宜從症不從脈也。如此之類甚多，不可枚舉。總之脈與症分觀之，則吉凶兩不可憑；合觀之，則某症忌某脈，某脈忌某症，其吉凶乃可定矣。又如肺病忌脈數，肺屬金，數爲火，火刑金也。餘可類推，皆不外五行生尅之理。今人不按其症，而徒講乎脈，則講之愈密，失之愈遠。若脈之全體，則內經諸書詳言之矣。

● 脈症與病相反論（徐洄溪著）

症者病之發現者也。病熱則症熱。病寒則症寒。此一定之理。然症竟有與病相反者。最易誤治。此不可不知者也。如胃寒之病。反身熱而惡熱。傷暑之病。反身寒而惡寒。本傷食也。而反易飢能食。本傷飲也。而反大渴以熱。此等之病。尤當細考。一或有誤。而從症用藥。即死生判矣。此其中蓋有故焉。或一時病勢未定。如傷寒本當發熱。其時尚未發熱。將來必至于發熱。此先後之不同也。或內外異情。如外雖寒而內仍熱。是也。或有名無實。如欲食好飲。及至少進即止。飲食之後。又不易化是也。或有別症相雜。誤認此症為彼症是也。或此人舊有他病。新病方發。舊病亦現是也。至於脈之相反。亦各不同。或其人本體之脈。與常人不同。或經病未現于脈。或痰氣阻塞。營氣不行。脈象乖其所之。或一時為邪所閉。脈似危險。氣還即續。或其人本有他症。仍其舊症之脈。凡此之類。非一端所能盡。總宜潛心体認。審其真寔。然後不為脈症所惑。否則徒執一己之見。用藥愈真而愈誤矣。然苟非辨症極精。脈理素明。鮮有不惑者也。

〇軀殼經絡臟腑論（徐洄溪著）

凡致病必有因。而受病之處。則各有部位。今之醫者曰病必分經絡而後治之似矣然亦知病固非經絡之所能盡者乎夫人有皮肉筋骨以成形所謂軀殼也而虛其中則有臟腑以實之其連續貫通者則有經有絡貫乎臟腑之內運乎軀殼之中為之道路以傳變周流者也故邪之傷人或在皮肉或在筋骨或在臟腑或在經絡有相傳者有不相傳者有久相傳者有久而終不傳者其大端則中於經絡者易傳其初不在經絡或病甚而流於經絡者亦易傳經絡之病深入臟腑則以生尅相傳惟皮肉筋骨之病不歸經絡者則不傳所謂軀殼之病也故識病之人當直

指其病在何臟何腑何筋何骨何經何絡或傳或不傳其傳以何經以何經絡其言歷歷可驗則醫之明者矣今人不淌何病謬舉一經以籠口以見其顢識內經寔與內經全然不解也至治之難易則在經絡者易治在腑臟者難治且多死在皮肉筋骨者雖治亦不易死其大端如此至於軀殼腑臟之屬於某經絡以審其針灸用藥之法則內經明言之深求自得也

〇治病必分經絡腑臟論

病之從內出者必由於腑臟病之從外入者必由於

經絡。其病之情狀，必有蹊蹺可徵者。如怔忡驚悸為心之病。泄瀉臌脹為腸胃之病。此易知者。又有同一寒熱。而六經各殊。同一疼痛。而筋骨皮肉各別。又有臟腑有病。而反現於肢節。肢節有病。而反現於臟腑。若不究其病根所在。而漫然治之。則此之寒熱。非彼之寒熱。此之痛癢。非彼之痛癢。病之所在。全不關者。無病之地。反以藥攻之。內經所謂誅伐無過。則故病未已。新病復起。醫者以其反增他病。又復治其所增之病。復不知病之所從來。雜藥亂投。愈治而病愈深矣。故治病者。必先分經絡臟腑之所在。而又知其七情六淫所受何因然後擇何經何腑對病之藥今於古參何方之法分毫不爽而後治之自然一劑而即見效矣今之治病不效者不咎已藥之不當而反咎病[illegible]之不應藥此理終身不悟也

○治病不必分經絡臟腑論

病之分經絡臟腑夫人知之於是天下遂有因經絡臟腑之說而拘泥附會又或誤認穿鑿并有借此神其說以欺人者蓋治病之法多端有必求經絡臟腑者有不必求經絡臟腑者蓋人之氣血無所不通而藥性之寒熱溫涼有毒無毒其性亦一定不移入於

人身。其功能亦無所不到。豈有其藥止入某經之理。即如參耆之類。無所不補。砒鴆之類。無所不毒。並不尚於一處也。所以古人有現成通治之方。如紫金錠至寶丹之類。所治之病甚多。皆有奇效。蓋通氣者無氣不通。解毒者無毒不解。消痰者無痰不消。其中不過略有專宜耳。至張潔古輩。則每藥注定云獨入某經。皆屬附會之談。不足徵也。然則用藥竟不必分經絡臟腑耶。曰此不然也。蓋人之病各有所現之處。而藥之治病。必有專長之功。如柴胡治寒熱往來。能愈少陽之病。桂枝治畏寒發熱。能愈太陽之病。

葛根治肢體大熱，能愈陽明之病。蓋其止寒熱，已畏寒，除大熱，此乃柴胡、桂枝、葛根專長之事。固其能治何經之病，後人即指為何經之藥，孰知其功能是不僅入少陽、太陽、陽明也。顯然者尚如此，餘則更無影響矣。故以某藥為能治某經之病則可，以某藥為獨治某經則不可；謓某經之病當用某藥則可，謂某藥不復入他經則不可。故不知經絡而用藥，其失也泛，必無捷效；執經絡而用藥，其失也泥，反能致害。總之變化不一，神而明之，存乎其人也。

幼科論

（徐洄溪）

幼科古人謂之啞科。以其不能言。而不知病之所在也。此特其一端耳。幼科之病。如变蒸胎驚之類。與成人異者不可勝舉。非若婦人之與男子異者止經産數端耳。古人所以另立專科。其說精詳明備。自初生以至成童。其病各不啻以百計。其治法立方。種種各別。又婦人之與男子病相同者。治亦相同。若小兒之與成人。即病相同者。治亦迥異。如傷食之症。反有用巴豆硼砂。其餘諸症。多用金石峻厲之藥。特分兩極少耳。此古人真傳也。後世不敢用。而以草木和平之藥治之。往往遷延而死。此醫者失傳之故。至於調攝之法。病家能知之者。千不得一。蓋小兒純陽之體。最宜清涼。今人非太煖即太飽。而其尤害者。則在于有病之後。而數與之乳。乳之為物。得熱則堅韌如棉絮。況兒有病。則食乳甚稀。乳久不食。則愈充滿。一與之吮。音則迅疾湧出。較平日之下咽更多。前乳未消。新乳復充。填積胃口。化為頑痰。痰火相結。諸脈皆閉而死矣。譬如常人。平日食飯幾何。當病危之時。其食與平時不減。安有不死者哉。然爲病家云。乳不可食。則群相詬曰。乳之猶水也。食之何害。況兒靈如此。全賴乳養。若復禁乳。則餓死矣。不但不肯信。反將醫者詬罵。其餘之不當食而食。與當食而反不與之食。種種失宜。不可枚舉。醫者豈能坐守之。使事事合節耶。況明理之醫。能知調養之法者。亦百不得一。故小兒之所以難治者。非盡不能言之故也。

葉香岩（即天士）先生治痘。多活法。嘗於肩輿中見採桑婦。先生令輿人往摟之。夫大怒。詈其婦。將扭輿人毆打。先生曉之曰。汝婦痘已在皮膜間。因氣滯閉不能出。吾特激之使怒。今夜可遠發。否則殆矣。已而果驗。又一富家子病痘閉。諸醫束手。先生命取新潔大漆桌十餘上張。裸兒卧於上。以手展轉之。桌熱即易。如是殆遍。至夜症怒發得生。又先生之外孫甫一齡。痘閉不出。母乃抱她求救。先生視之甚透。沉思良久。裸兒鍵置空室中。禁女弗啟。視迨夜深始出之。痘已徧佈。粒粒如珠。因空屋多蚊。借其嚙膚以發也。又汪益美布舖夥友。壯年患痘。痘閉。群醫不能措手。先生令取雞糞若干。以醇酒熱調如糊。徧塗其身面手足。越宿雞矢燥落。裂。剝而痘已出矣。此皆神而明之之治。錄之。要者。火閉也。假蚊口以嚙之者。血閉也。塗之以雞矢醴者。寒閉也。雖外治也。而有分別之妙義焉。苟欲效顰。亦當審諦。

（之氣可攻人之皮膚[illegible]之[illegible]）

痘科論（徐洄溪著）

今天下之醫法失傳者，莫如痘疹。痘之源藏於臟腑骨脈，而發于天時。所謂本于臟腑骨脈者，凡人受生之始，陰陽二氣交感成形，其始因火而動，則必有渣滓未融之處，伏于臟腑骨脈之中，此痘之本源也。然外無感召，則伏而不出。及天地寒暑陰陽之氣，診戾日積，與人身之臟腑氣血相應（然稟本勝復之異氣，體既稟受不同，感發又隨時各別，則治），則其毒隨之而越，此發於天時者也。而天時有五運六氣之法，能適乎造化之理而補救之，此至精至微之術也。奈何以寒涼伐之，毒藥攻之哉！夫痘之源不外乎火，固也。

然内經云火鬱則發之。其遇天時炎熱，火甚易發者，清解固宜。若隆冬之際，氣為寒束，則不起發，發而精血不充則無漿，漿而精血不繼即不靨，則溫散提托補養之法，缺一不可，豈得概用寒涼？至其用蚯蚓、桑蟲、全蝎等毒藥，為禍尤烈。夫以毒攻毒者，謂毒氣内陷，一時不能托出，則借其力以達發之，此皆危篤之症，千百中不得一者，乃視為常用之藥，則無毒者良益其毒矣。病家因其能知死期，故死而不怨，孰知服彼之藥，無有不死，非其識見之高，乃其用藥之靈也。故痘之生死，全賴氣血，當清火解毒者，則清火解毒。

[illegible]

十八秋正福州中醫講肆校

當培養氣血者。則溫託滋補。百不失一矣。嗚呼。謬說流傳。起於明季。至今尤甚。惟以寒藥數品按日定方。不效則繼以毒藥。如此而已。夫以至變至微之病。而立至定至粗之法。於是群以為痘科最易。不知殺人亦最多也。

一臟一腑先絕論

人之死。大約因元氣存亡而決。故患病者元氣已傷。即變危殆。蓋元氣脫則五臟六腑皆無氣矣。竟有元氣深固。其根不搖。而內中有一臟一腑先絕者。如心絕則昏昧不知世事。肝絕則喜怒無節。腎絕則陽道

（六腑絕）

大腸絕泄瀉。小腸絕發炎。胆絕發黃。膀胱絕癃閉。三焦絕[illegible]。胃絕嘔吐。

（肝著湯）

旋覆花　絳緯　葱管

（此方治肝著）

痿縮。脾絕則食入不化。肺絕則氣促声啞。六腑之絕而失其所司，亦然。其絕之象，亦必有顯然可見之處。大約其氣尚存，而神志精華不用事，必明醫乃能決之。又諸臟腑之中，惟肺絕則死期尤促。蓋肺為臟腑之華蓋，臟腑賴其氣以養，故此臟絕，則臟腑皆無稟受矣。其餘則視其絕之甚與不甚，又觀其別臟之盛衰何如，更觀其後天之飲食何如，以此定其吉凶，則修短之期可決矣。然大限亦無過一年，都此皆得之目睹，非臆說也。

學通論

十九　私立福州中醫專校

中醫診治之特長

（楊志一著）

中醫為我國之古學。不論其是否合于科學。但積數千年之經驗。循自然之法則。察天地之氣候。審人体之強弱。從根本之治療。較之机械的武斷的治標的。無經驗的新醫。稍勝一籌。可斷言也。故新醫僅可治外科局部之病。而中醫乃可擅內科之長。然則中醫直可謂之活醫學。新醫直可謂之死醫學。死醫學為醫學之初步。活醫學為醫學之進步。今反以提倡死醫學聞。此誠百思莫解其故也。或者曰。所以提倡新醫。而中醫則否者。以新醫治病有一定之標準。中醫

放降丹）即白降丹

雄黃一錢 硃砂一錢 水銀一兩 硼砂五錢 火硝二兩 食鹽二兩 白凡二兩 皂凡二兩

不免失之過當也。抑知新醫以机械為治病之工具。宜若信而有徵矣。而往往知其一不知其二。知其常不知其变。知其外不知其内。信口開河。立能奏效。致愚夫愚婦。幾疑其術真有回生之妙。為禍之烈。比之於放降丹之不着矣。尚何言哉。中醫以望聞問切為診病之標準。似覺無矢放的矣。而往往斷病之生死。如响斯應。探病之原委。洞若觀火。良以借科學机械之助力。終不敵人類心靈体會之識力也。但非所語諸一知半解之中醫耳。

中醫診治之優點。如戴陽一症（身熱）面赤心煩而躁。脈搏甚數。一若熱症無疑。但中医因其數而無力。大便清泄。四肢厥冷。即斷為內真寒而外假熱。非用桂附之引火歸原。則陽有外脫之虞。使西医見之。必其外熱而用冰法。落井下石。有不危殆者乎。又如婦人血崩一症。固有因于火熱迫血者。但中医因其面色慘白。脉息虛遲。即斷為氣虛不能攝血。血乃盡量排出。須用參耆之補氣固脫。乃可防其氣隨血脫之变。使西医治之。必用清熱止血之法。有不促其脫亡者乎。夫中医非不知熱症宜涼。寒症宜溫也。特以此為常法。僅可施于常症。非可施諸戴陽血崩之变症也。則余謂西

子啼

医知其一不知其二。知其常不知其变。知其外不知其内。盖亦稍適其宜矣。且中医之發明。尤多特殊。而為新医所未梦見者。如兒在腹中啼鳴有声。中医謂之子啼。盖母腹中有疙瘩。兒含口中。因母舉手向高处取物。疙瘩脫離。可俯地拾取錢文。則疙瘩仍入兒口。則啼自止。使新医見之。必異奇剖視為快。而人幾何不為其試驗之犧牲品乎。嗚呼。新医之診治。既呆板若此。其發明又幼稚若彼。而日以攻擊中医為事。社會且有附和之者。斯亦大可怪也歟。

中医诊治之特長。不惟見於上篇述及一二矣。或問予余曰。中医特長處。指不勝屈。子所舉不多。得毋太簡略乎。曰。余篇固如九牛之一毛。倉廩之一粟。今續撰之。亦不過增一毛加一粟而已。若以代表中医全体視之。則余豈敢。

如傷寒一症。考諸素問熱論云。熱病者皆傷寒之類也。難經云。傷寒有五。有中風。有傷寒。有濕溫。有熱病。有溫病。是傷寒乃一切感症之總稱。非僅傷于寒之謂也。西医稱作腸窒扶斯。言有菌侵入腸中也。今以中医傷寒中之濕溫、溫病二症言之。

惑

濕溫云者，謂濕與溫交阻為病，流行于春末秋初也。濕蘊于太陰脾，溫發于陽明胃，二經為濕溫之發祥地。於是濕與溫如陰陽電之相吸，固結難以自解矣。其見象最易惑人之耳目，身熱也，口渴也，汗出也，彷彿純然熱症，然而中医見徵而知著，固其口雖渴而熱飲，身雖熱或便溏，汗雖出而不澈，胸悶舌白，脈濡而數，則斷為濕溫夾雜，非單純溫病也。治法宜先燥化太陰之濕，而後清透陽明之溫。不必徒清其熱，而熱自退，良以熱之不退，由于濕之留戀，燥濕即所以去熱之源，清透即所以開去熱之路。此理亦複甚明。而医見此症熱度稍高。涼劑清之。冰罨遏之。温而兼溼。未之辨也。往往愈清其熱。而熱愈不退。愈不退而愈清之。終至不可救藥。不知。溼温非徒清之可愈。尤非遏之可愈。非中医燥化清透二法。無以愈之。世人譽中医善治傷寒者。蓋基於此。

温病純為陽明之熱為病。與太陰之溼無關。陽明者。何。胃與大腸也。壯熱不解。口渴冷飲。汗大出。心煩躁者。胃熱蒸發也。大便不通。大腹硬滿者。大腸燥結也。按常法治之。宜用大承氣通大腸之結。白虎湯清胃府之熱。病屬腸胃。不宜食物。故有餓不死之傷寒之訓熱久陰傷無液自養。故有育陰退熱之法。近今西医對于斯症治尚得法。遂不可一世云。傷寒乃腸胃爲病。以不食爲第一要義。治法不外血清冰罨清之。華蘇通之。此根據乎病理解剖而得。中医未之知也。抑知中医所謂陽明病者。非西医腸胃病之説乎。中医所謂餓不死。之傷寒者。非西医不食之説乎。中医所謂白虎清熱。承氣通腑者。非西医血清退熱。華蘇通便之説乎。病理無異。治法亦同。而偏謂中医不知之。傳云。欲加之罪。何患無詞。其斯之謂歟。且夫中医於是症善後之法。尤独擅其長。余暑期在廣益医院代診一小孩。年未十歲。身熱兩旬餘。口渴心煩。舌紅脈數無汗。下痢帶血。余認為熱傷津液。無液作汗。熱侵營分。迫血妄行。因擬大劑育陰清熱。調氣和營一方與之。次日復診。則云服藥後。排泄燥屎數枚。熱勢大減。便血亦少。惟陰氣未復。再宗前法進退。三次復診。則身涼脈靜。下痢便血亦漸告愈。於是令其勿進食物。日飲粥湯。調理而收全功。良以此證癥結在腸中燥屎。燥屎不去。則熱無以退。痢無以除。血無以止。

（丙）醫謂傷寒之腸潰爛。或至破穿。見血者不治。按之實際。腸中燥結腹臟發炎。則有之。附腸血管破綻出血則有之。若腸壁潰爛破穿。乃腸癰症。非傷寒也。若見血者不治。該小孩何以又會耶）去燥屎之法。在初起陰氣未傷者。可用下法。但病久津枯。燥屎內結。就船無水不行。祗須大劑生津養陰。助其輸送。則不攻而自下矣。余見西医治敝親之子。春夏間病溫。始則涼劑退熱。草蔴通便。繼則打以血清。施以冰帽。終則禁絕粥飲。易以雞汁。熱度時高時低。如是延月餘之久。若係濕溫。殆矣。若非体強者。亦殆矣。余以為其初步二步治法。及禁絕飲食。未可厚非。惟熱久不退。津液必傷。不令食滋養之粥湯。（純湯無飯）及進以助熱之雜汁與中医生津養陰之法。背道而馳。然一則一二劑而熱退。一則延月不解。其間自有不是者在焉。然則西医治法之善者。中医早已知之。中医之特長西医恐未之聞也。

余嘗謂医為濟世之學。操生殺之權。非真見事實不可妄發一語。非洞悉底蘊。不可妄加一評。為其所繫殊重也。此篇之作。純根據余親見之事實。以為讀者告。不幸自西医興。意氣用事。横逞私見。事實未觀。妄肆攻擊。底蘊未悉。妄加評論。開医界未有之惡風。社會蒙其害。人民遭其殃。殆亦劫運使然歟。

大凡無論何學術，其能歷久而不敗者，必自有不可磨滅之價值在。況關係民命之醫學乎。況保障人民垂數千年之中医乎。則其不可磨滅之处，應如何發揮之，精微特長之处，宜如何表揚之，似較其他尤為當務之急。不佞有感及此，爰以個人之眼光，將中醫之特長处，陸續發表，俾國人知我國有勝人之处寔多，正不必一味迷信歐化也。

中醫之特長处，不在學理之空談，而在事寔之試驗。其診斷也，分寒、熱、虛、寔、表、裏、上、下八門；其治療也，立溫、清、攻、補、汗、吐、升、降八法。八門為分析萬病之綱領。

本

八法為蛻化千方之張故病雖千萬。不難瞭如指掌。方雖浩繁。依然井井有條。所謂提綱挈領。迎刃而解也。且一病之原因。有屬寒屬熱。屬虛屬實。屬表屬裏屬上。屬下。之不同。一病之治療。有施溫施清施攻。施補施汗施吐施升施降之各別。一病之中。而救法備。一法之中。各具妙用。良以病因複雜。千變萬化。非此不足盡其範圍也。晚近西医流行。昌言其病之發生。即因其菌之為害。無所謂寒熱虛實。諸原因更無所謂溫清攻補諸治法。特一病一原因一治法而已。觀其言似尚確鑿有徵。然而謂複雜的病症。可以單統的原因與治法括之。於病理果可通耶。例如腸內積滯之下痢，先用通下之劑，並須謹慎食物。熱結旁流之下痢，用清下之劑。中医然，西医亦然。雖然，而殘泄清穀之下痢，中医認為脾虛，用附子理中湯溫之；五更晨泄之下痢，中医認為腎虛，用四神丸溫補之。同一痢疾，而清溫攻補不同，若斯，此其特長也。西医於是症不知別圖蹊徑，亦用通下，往往一通不可收拾。此囿于一病僅一因一法之弊也。又如瘧疾，中医分寒熱往來者為半表半裏（中医謂之三焦募原），西医謂之淋巴腺病，用和解法，小柴胡湯之類，其熱多

者偏於陽明，宜清解法，桂枝白虎湯之類。寒多者偏
於太陰，宜溫解法，乾薑蒼朮厚朴之類。日久者因於
正虛，宜扶正截止之法，草果常山之類。分別涇（清）
渭（濁），效如桴鼓，此其特長也。西医不問寒熱之多少，時間
之久暫，概以金雞納霜截止之，率而施于善後之時
猶可，施于脾寒之症猶可，不率投之非其時其症，往
往瘧雖止，胃液受傷，脾津不布，三焦分泌不利，微菌
濁物歸脾，以是脾臟腫大，變為瘧母（中医治以鱉甲
煎丸），又囿于一症，僅一因一法之弊也。又如婦人脘
痛症，中医因其脈弦，頭眩，胸悶，泛嘔，斷為肝胃[illegible][illegible]

而居血分不足。肝失涵養。葉則硬撓。氣則横逆。胃脘受其壓迫而作痛。投以養血柔脾調氣安胃之品。不難應手而愈。西医直無治法。（因莫明其妙）又婦人白帶症。中医因其腰痠心悸。脉搏虛弱。斷爲脾腎虧損。帶脉不固。生殖脉机能廢弛。言其本也。西医謂因陰部不潔。感受黴菌。名曰慢性子宫病。言其標也。蓋黴菌侵入。固能引起白帶。然非先内有所罅隙。則黴菌何由侵入。白帶何能引起。況有不因于黴菌而病帶下者乎。故中医投以補脾益腎固濇帶脉之劑者。探本之治也。參以清化濕熱（即所謂殺菌）之品者。治本兼治標也。西医除坐藥洗治外。別無治法。若治標不知治本也。標本不同。收效自有暫久之殊矣。他如時邪溫毒之發頤。膏粱火毒之疔瘡。中医有內清外消之法。若經西医割治。則殆矣。肺熱之發疹。胃熱之發斑。中医用透熱外出之法。若經西医冰罨。則殆矣。近西医亦有以阿斯必林發汗退熱者。蓋亦漸覺以前冰遏之非計。轉而學中医透熱之法也。然則中医治療學診斷。誠乎優越西医。千古不磨也。

中医之特長。不在五行生尅之空談。而在寒熱虛實之辨症。溫涼攻補之方法。上篇既以此揭白矣。茲且

二十七

尿

進一步言之，中医既能明寒熱虛實之原，備溫涼攻補之法，於是無病不明，無法不備，今之西医於病理治法有所發明，以爲得未曾有者，詎之中医學說，固早已論及也，其於病有所未明，法有所未備，尚待研究者，考之中說固早已發明也，良以積數千年之經驗與研究，乃能躋于斯境，豈偶然哉。

例如消渴一症（指腎消而言，下仿此）西医云，体內含有糖分，因消化机能阻碍，消費糖分之能力日少，血液不清，積糖甚多，遂由尿內排泄，其尿中原質，確有糖分可驗，因名之曰糖尿症，以視中医所謂消渴一症來必以糖尿症視之矣此固西医以机械檢驗而發明者也然而吾國医學未嘗無糖尿之說特隱而不宣知之者少耳考外台載李氏消渴論曰消渴者原其發動為腎虛所致每發則小便至甜孫氏生生子医案載云一書生年五旬酒色無憚忽患腎消症一晝夜小便二十餘度清白且長味甜少頃凝結如脂色有油光又陽洪濤曰稼穡作甘以物理推之飴餳醋酒漬為脯腊須臾皆能蘊為甜焉由李孫二氏之說可知消渴小溲為甜中医早已發明非始于西医也由洪氏之說可知溲之所以甜由甘

味為五味蒸变之精，腎氣為熟腐水穀之原，腎為胃関，腎氣虛胃氣亦弱，水穀精氣不能游溢于上，則口渴而遲下移膀胱，則糖尿也。今再以一反比例証明之，五味入口，藏于胃，脾為胃行其津液，脾氣上溢，往往令人口甘，久則為消渴。夫曰其氣上溢，口味為甘，則津液下減，小便焉得不甜。明乎此，則欲其口之不渴，溲之不甜，非助脾氣之升騰不可；欲助脾之升騰，非先壯腎經之元陽不可。元陽充足，膀胱氣化有權，脾氣輸津于上，渴自止而甜自除。仲景金匱中主以腎氣丸、六味地黄丸，加附桂者，以此。中医以氣化擅長者。亦以此。又如梁任公（啟超）先生之尿血症。西医断為右腎有腫瘍物。毅然將腎割去。結果適得其反。適謂是一種無理由的出血。於身体絶無防碍。考中國医籍金匱曰。熱在下焦。則尿血。又曰。胞（血海）移熱于膀胱。則癃溺血。良由血液中廢料。經腎藏泌别。輸于膀胱。再從尿道排泄而為溺。熱勢薰蒸血分。血管受損破綻。於是血滲于膀胱而為尿血。或熱結膀胱而為癃。小便不利。繼或有腎藏黑点。亦是分泌不良。血液不清之故。治法祗宜小薊飲。小薊根、生地黄、滑石、通草、蒲黄、藕節、淡竹

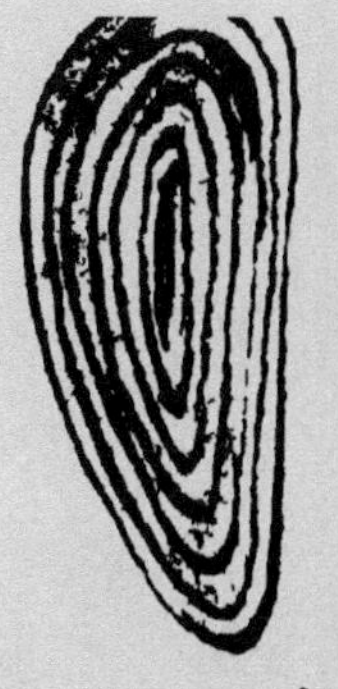

（五苓散方）猪苓 茯苓 澤瀉 桂枝 白朮

（麻黃湯方）麻黃 桂枝 杏仁 甘草

（越脾湯）（利水發汗並進）麻黃 石膏 甘草 生薑 大棗

利水

發汗

葉、當歸、山梔、甘草，通其瘀而滌其熱，勢清其血而固其血管，則血無不止，黑物亦無不除，其理易明，其法易行。不此之圖，而徒從事於割治，所謂病有所未明，法有所未備也。

他如水腫症，其腰以下腫者，宜五苓散之利水；腰以上腫者，宜麻黃湯之發汗；上下俱腫者，宜利水發汗並進。中氣虛弱，久而不愈者，宜補中益氣湯（人參、黃芪、甘草、白朮、陳皮、當歸、升麻、柴胡、生薑、大棗），隨症加減。蓋水腫之症，由于肺氣之不開，脾氣之不運，腎氣失於鼓動。不開則無以通調水道，故用麻黃；不運則水

鍾乳補肺湯）

人參 麥冬 五味
款冬 紫菀 桑皮
桂枝 鍾乳 白石英
稉米 大棗 生薑
鍾乳即鵝管石

無制。故用補中益氣。失數動則膀胱氣化停頓。故小便往往不利。宜易桂枝為肉桂。甚則加附子。而面面周到。投劑自易收效。以視西医專以放水為事者。固不可同日語也。又如津液枯涸之肺痿。中医投以鍾乳補肺湯。久而見效。陽氣微弱之痰飲。中医投以苓桂朮甘湯。應手而效。濕熱薰蒸之黃疸。中医投以茵陳蒿湯（茵陳蒿、山梔、大黃）而收病除之效。血瘀腸腐之腸癰。中医投以大黃牡丹湯（大黃、牡丹、桃仁、冬瓜仁、芒硝）可代封割之功。凡此皆足以代表中医診治之長。而見國粹之自有真也。

中醫分辨虛實寒熱為診治之大綱，固是邁越西醫。

辨為特長矣。而能細辨似虛而實、似實而虛、似寒而熱、似熱而寒諸症，尤為特長之特長，復表而出之。

所謂似虛而實者，即以表証論之，頭痛發熱，邪在表也，其脈當浮，証當無汗，而反自汗，脈無力，用發表藥而身反疼痛，則似虛矣。故人惑于多自汗而誤用桂枝湯者有之，惑于脈無力而引用仲景太陽篇發熱惡寒，脈微弱為無陽，而誤用建中湯者有之，惑于身疼痛，而引仲景看不瘥，身體疼痛，當溫其裏，誤用四逆湯者有之，不知溫邪之在表，其自汗者，邪熱自裏蒸

四逆　生附子　乾薑　炙甘草

出于表，非表實也。其脉無力者，熱主散，濕散漫，則脉軟，非比寒主收歛而脉緊也。身体倦疼者，邪自裏而漸出于表，非比陽實不任發表也。此在表之実証，似實也。

又以半表半裏論之，寒熱往來，胸脅滿，邪在半表半裏也。其脉當弦，其口當渴，而脉反沉，口不渴，則似寒矣。故人惑于脉沉而以胸脇滿為太陰，口不渴為内寒，而誤用理中湯，不知濕邪之半表半裏，其脉沉者，邪伏于募原而未出表，故脉不浮，非陽實也。其不渴者，邪未傳變，未入胃府，故不能消水，非内寒也。此半

（理中湯）
人參　白朮　甘草
乾姜（黑的）

表半裏之熱証似寒者也。

又以裏証論之，口燥咽乾不得卧。邪在裏，其脉當洪，其身當熱，其便當結，而脉反沉微澁弱，而用參芪者有之，或於厥逆而用桂附者有之，或于自利而用參术乾薑者有之，不知温邪在裏，其脉沉微澁弱者，乃邪熱結于腸胃，氣不達于榮衛也。其身反厥冷者，邪熱結於裏而不達於外，氣結于下而不通于上也。所謂熱深厥深，其自利者，乃熱結旁流也。此在裏之寔証似虚，熱証似寒者也。

所謂似寔而虚者，即以表証論之，頭痛發熱，身疼痛，

（和解藥）
（大柴胡湯）柴胡〤钱 半夏〢钱
黄芩钱半 芍藥〢钱 枳實〢钱 生姜〢钱 大棗二枚
（小柴胡湯）柴胡〤钱 人參〢钱 黄芩〢钱
炙草〡钱 生姜〢钱 半夏〢钱 大棗二枚 飲
（消導藥）
（平胃湯）蒼朮〡钱 厚朴〡钱 茶
陳皮〡钱 甘草〡钱 生薑一 五片

無汗脉浮大，邪在表也，而屢用清凉表散，其証不減者，非藥力之不專，乃正氣不能使藥力達表，陰液不能隨陽氣作汗也。此邪在表時虛証之似寔者也。氣虛者加參芪於表藥中，即汗；陰虛者加潤劑於表藥中，即汗。若不知其氣血之兩虧，而宣表不已，勢必暴厥而脫。更以半表半裏論之，胸脇滿，耳聾，嘔吐，如瘧狀，脉弦，邪在半表半裏也，而屢用和解消導，其証更加者，非藥力之不到，乃中焦脾胃傷而氣不運，肝木傷而火更燥也。此溫邪在半表半裏時虛証之似寔者也。必合四君、六君於和解藥中，合四物於清解藥

（攻下藥）

大承氣湯 大黄 厚朴 枳實 芒硝

小承氣湯 大黄 厚朴 枳實

中始能战汗而解。若更消導清解不已，必至胃氣絕而死。更以裏証論之，舌苔黄黑裂燥芒刺，胸腹脅臍硬痛，大小便閉，六脈數大，邪在裏也，而屢用攻利藥，或總不得利，或利後愈甚，乃正氣不能傳送腸胃，血液不能滋潤腸胃，非藥力之不峻也。此温邪傳裏時虛証之似實者也。氣虛者助胃以資傳送，血虛者養陰以藉濡滑，氣行津化，方得通利。若不知其虧竭而恣意攻利，必昏沉瘦損而死。所謂似熱而寒者，即以三陰經論之，下利肢冷，三陰寒証也。其身當寒，其心當静，而反身熱面赤煩躁不

（理中湯）人参〡 白术 甘草 乾姜
（四逆湯）乾姜 甘草 炙 附子 生
（吳茱萸湯）吳茱萸 人参 大棗四枚 生薑

也。汗出脉不静，則似熱矣。故人戴于身熱心煩，而以下利為熱，利則厥冷為熱，熱深厥深，而誤用清涼，不知三陰之下利肢冷，其身熱面赤者，陰盛於内，格陽於外也。煩躁不安者，陽被陰拒，神無所舍也。脉息不静者，真陽外脫之危机也。病在太陰，主以理中湯；病在少陰，主以四逆湯；病在厥陰，主以吳茱萸湯。此三陰之寒証似熱者也。

以上數條，節録廣温熱論辨似篇，議論精深，切於實用。末條係余所補入，俾成完璧。按篇中所謂募原，即西医所謂淋巴腺；所謂陽氣，即西医所謂温度。術語不同說理則一。但西医拘于形跡。昧于探本。則知治菌。不知治六氣。是未足以語中医六氣变化、体質虛實分經論治精蘊之學也。

【附案】蕭萱字秋紉堅曰：婦林氏。當民國七八年間。在滙拳一[illegible]如。後生乳癰。乳房紅腫而硬。旁有小孔流膿。赴日医[illegible]崎医院。日医曰。非速割不可。林氏難之。謝紉闌傳青主產後篇瓜蔞散古方。方用瓜蔞一個連皮搗。生甘草五分。當歸三錢。乳香五分、灯心炒沒藥五分、灯心炒。銀花三錢。白芷一錢。青皮一錢。二服而愈。而乳漿復源源來也。篠崎以為奇事。林氏遂变本斷無医之觀念，而轉信華医也。繫此方次年舉一男。復紅腫作痛，林氏以原方贖服一劑而愈，以後皆如之。

病有鬼神論

徐洄溪

人之受邪也，必有受之之处，有以召之，則應者斯至矣。夫人精神完固，則外邪不敢犯，惟其所以禦之之具有虧，則侮之者斯集。凡疾病有為鬼神所憑者，其愚魯者以為鬼神实能禍人，其明理者以為病情如此，必無鬼神，二者皆非也。夫鬼神猶風寒暑濕之邪，衛氣虛則受寒，榮氣虛則受熱，神氣虛則受鬼。蓋人之神屬陽。陽衰則鬼憑之。內經有五勝之疾。則現五色之鬼。難經云。脫陽者見鬼。故經穴中有鬼牀堂等穴。此諸穴者。皆賴神氣以充塞之。若神氣有虧。則鬼神得而憑之。猶之風寒之能傷人也。故治寒者壯其陽。治熱者養其陰。治鬼者充其神而已。其或有因痰因思、因驚者。則當求其本而治之。故明理之士。必事事窮其故。乃能無所惑而有據。否則執一端之見。而昧事理之宜。均屬憒憒矣。其外更有觸犯鬼神之病。則祈禱可愈。至於冤譴之鬼。則有數端。有自作之孽。深仇不可解者。有祖宗貽累者。有過誤害人者。其事皆鑿鑿可徵。似偽者所不道。然見於經史。如公子彭生伯有之類甚多。因觀者亦不少。此則非藥石祈禱所能免矣。

卒死論

天下卒死之人甚多。其故不一。內中可救者十之七八。不可救者。僅十之二三。惟一時不得良医。故皆枉死耳。夫人內外無病。飲食行動如常。而忽然死者。其腑臟經絡本無受病之處。卒然感犯外邪。如惡風穢氣。鬼邪毒厲等物。閉塞氣道。一時不能轉動。則大氣阻絕。昏悶迷惑。久而不通。則氣愈聚愈塞。如繫繩於頸氣絕則死矣。庸医者能知其所犯，何故以法治之，通其氣，驅其邪，則立愈矣。又有痰涎壅塞，阻遏氣道而卒死者，通氣降痰則甦，所謂痰厥之類是也。以前諸項，良医皆能治之。惟臟絕之症則不治。其人或勞心思慮，或酒食不節，或房慾過度，或惱怒不常，五臟之內精竭神衰，惟一線真元未斷，行動如常，偶有感觸，其元氣一時斷絕，氣脫神離，頃刻而死，既不可救，又不及救，此則卒死之最急而不可治者也。至於暴遇[illegible]神鬼，適逢冤譴，此又怪異之事，不在疾病之類矣。

胎產論

婦科之最重者二端墮胎與難產耳世之治墮胎者往往純用滋補治難產者往往專於攻下二者皆非也蓋半產之故非一端由於血滑者十之一二由於內熱者十之八九蓋胎惟賴血以養故得胎之後經事不行者因衝任之血皆為胎所吸無餘血下行也苟血或不足則胎枯竭而下墮矣其血所以不足之故皆由內熱火盛陽旺而陰虧也故古人養胎之方專以黃芩為主又血之生必由於脾胃經之榮衛之道納穀為宜故又以白朮佐之乃世之人專以參耆補氣熟地滯胃氣壅則火盛胃濕則不運生化之源竭而

血益少矣。至於產育之事。乃天地化育之常。本無危險之理。險者千不得一。世之遭危難者。乃人事之自主也。其法在乎產婦不可令早用力。蓋胎必轉而後下。早用力。而胎先下墜。斷難舒轉。於是橫生倒產之害生。又用力則胞漿驟下。胎乾枯澀。何由能產。此病不但產子之家不知。即收生穩婆亦有不知者。至於用藥之法。則交骨不開。胎元不轉。種種諸症。各有專方。其外或宜潤。或宜降。或宜溫。或宜涼。亦當隨症施治。其大端以養血為主。蓋血足則諸症自退也。至於易產強健之產婦。最多卒死。蓋大脫血之後。衝任空竅。經脈嬌脆。健良是婦不以為意。輕舉妄動。用力稍重。衝脈斷裂。氣冒血崩。死在頃刻。尤忌舉手上頭。如是碰著。吾見極多。不知者以為奇異。寔理之常。生產之家。不可不知也。

亡陰亡陽論

經云。奪血者無汗。奪汗者無血。血屬陰。是汗多乃亡陰也。故止汗之法。必用涼心斂肺之藥。何也。心主血。汗為心之液。故當清心火。汗必從皮毛出。肺主皮毛。故又當斂肺氣。此正治也。惟汗出太甚。則陰氣上竭。而腎中龍雷之火。隨水而上。若以寒涼折之。其火愈臟。惟用大劑參附，佐以鹹降之品，如童便、牡蠣之類，冷飲一椀，直達下焦，引其真陽下降，則龍雷之火反乎其位，而汗隨止。此與亡陰之汗，真大相懸絕。故亡陰亡陽，其治法截然，而轉機在頃刻。當陽氣之未動也，以陰藥止汗；及陽氣之既動也，以陽藥止汗；而龍骨、牡蠣、黃芪、五味收澀之藥，則兩方皆可隨宜用之。醫者能於亡陰亡陽之交，分其界限，則用藥無誤矣。其亡陰亡陽之辨法何如？亡陰之汗，身畏熱，手足溫，肌熱，汗亦熱而味鹹，口渴喜涼飲，氣粗，脈洪實，此其驗也。亡陽之汗，身反惡寒，手足冷，肌涼，汗冷而味淡微精。口不渴而喜熱飲。氣微。脉浮數而空。此其驗也。至於尋常之正汗、熱汗、邪汗、自汗。又不在二者之列。此理知者絕少。即此汗之一端。而聚訟紛紛。毫無定見。誤治甚多也。

中医藥治天花痘疫之特長的補充　（王玉玲）

本刊第五十四期。載廣州莊省躬君所著之中医藥治天花痘疫之特長的論文一篇。掀揚國医之真髓。剝奪西医之偽裝。揭中卸西。措辭精當。佩甚佩甚。僕展讀再四。竊覺對於中医治痘特長之處。尚少闡發。乃不揣謭陋。憑管窺之所及。作簡單之補充。狗尾續總括君謀之。

審痘之要。首重形色。蓋形屬於氣。而色屬於血。有諸中者必形諸外也。故形欲稀疎。不欲稠密。欲圓整不欲瑣屑。欲輕鬆不欲壅滯。欲堅厚不欲軟薄。欲尖聳不欲平塌。欲凸起不欲陷下。如珠如粟而肥滿者。形之善者也。如蟻如瘄如針頭如蚕種如火刺如湯泡如蚤斑蚊點者。形之不善者也。痘以形類豆而名。故肖形則生。不肖形則死矣。色喜鮮明而惡慘暗。喜紅活而惡焦枯。喜蒼蠟而惡嬌嫩。喜光澤而惡毛刺。白不欲灰形不明。紅不欲赤而過紫。欲其紅白兩分。不欲氣血濕一下。其紅如桃花。白如魚膏。之善者也。其紅如銀硃。白如枯骨。并黑紫青藍者。色之不善者也。故其生之色也。如春花之在露。其死之色也。如秋草之經霜。又凡紅變白、白變黃者生。紅變紫、紫變黑者死。死生形色不同。細心審察自得。

要之形色乃氣血之標。氣血乃形色之本。氣盛則頂窠白潤。硬突尖圓。氣虛則塌潤陷平。寬軟倒皺。血盛則根腳紅活。紫淨粗圓。血虛則摸過紅消。全無紅暈。氣虛寒則頂陷不起。按不堅實。摸不碍手。形不起脹。血虛寒則根窠淡白。或潰或細或乱或無。枯濇不治。

氣寔熱則頂窠黑陷。黑點頭焦。血寔熱則根窠紫黑。乾滯焦枯。氣至而血不至者，雖起發而根窠不肥。血至而氣不至者，雖明潤而郛郭不長。至於形色相轉。寧可形平塌而色紅活，不可形圓滿而色晦滯。蓋形屬乎氣。氣有神而無形，補之則易充。色屬乎血，血有形而無神，補之難圖速效也。

再看痘之部位，亦可預占吉凶。大凡痘點先從唇口而出者為吉。唇口絡屬陽明，飲食化源，生氣常存。又無物不受，故吉。先從額之天庭、印堂、方廣、角等部而出者為凶。額際屬腎，腎為冷臟，皮肉之外又屬心火。

魂出血之精。能上升。
魄出氣之精。能下降。
魂魄離散。即氣血離散。

毒發心腎。餘臟亦危也。故凶。從兩臉頰點點稀疏者吉。若相聚作塊。其肉腫硬者不治。蓋左臉屬肝。右臉屬肺。肝藏魂。肺藏魄。魂魄離散。生氣絕也。從兩頤先發先靨者吉。三陰三陽之脈皆聚於此。陰陽和順。氣血融化也。從鼻準而出者凶。從耳輪而出者亦凶。蓋鼻屬脾。諸臟皆稟氣於脾。脾敗則諸臟隨之。耳屬腎。又少陽之脈絡耳前後。君相二火用事。燎原难制。故皆凶也。從咽喉而出者為惡候。咽喉為水穀之道。毒結於此。謂之鎖喉。頭面獨多者亦險。頭面為諸陽之會。毒氣凝聚。謂之朦頭。又胸腹諸部。不宜稠密。手足等地。

攻毒和中散
升麻葛根湯

雖多無碍。一則進內膈，一則距膈遠也。

診察痘症吉凶，於部位形色之外，又須參看神氣。夫神氣，痘之本也；形色，痘之標也。神氣清爽，睡臥安寧，雖見証重險，終可收功。蓋毒已出於膈膜，或為鬱熱所遏，或為風寒所束，致毒逗留肌膚，不能盡達於標，故每有不起脹、不成漿等候，以藥攻之，必能復振者。神氣昏亂，睡臥不安，腰腹急痛，飲食不入，夾症疊出，外之痘標雖輕，定不免於生變。蓋其毒不能盡泄於外，將反攻於內，或火毒未解，肆其薰灼，故神氣為之不安，不僅為重為險，壽命且隨之而傾矣。故論治痘者。神氣尤要於形色也。

痘瘡之出。必賴發熱。攸關係亦甚重要。熱輕則痘亦輕。熱重則痘亦重。熱三日而見點者為順候。熱二日而見點者險。熱一日即見點者逆。陸續敷佈者輕。一齊湧出者死。報點大則痘稀。報點細則痘密。痘腫而肉不腫者順。痘不腫而肉反腫者逆。痘前驚者多輕。痘後驚者多重。痘齊腫毒自散者名塊腫。輕痘齊腫毒不散者名凝毒凶。避痘避於陀處。悶痘悶於要害。最宜細心檢查。挾癍陽明鬱熱。發疔亦由火毒。務要分別施治。作痒有氣虛餘毒之別。倒靨有氣虛風寒之分。空倉無膿。乃由氣血不交。具爛發癟。亦是毒未盡化。平伏塌陷。均為不振。封眼與否。亦係安危。自報點起壯灌膿結痂。無挾症者輕。有挾症者重。蓋毒愈盛而元氣愈虛。元氣虛而毒愈不能化。變症蜂起。不可救藥矣。

至於生成逆症。或失治致死。死之日與死之由。均可預知。如痘點鬱而不出者。三日死。出而不盡。渾不小長者。六日死。稍見小長。而無漿路者。九日死。稍見漿路。而無寬際者。十二日死。凡內攻之症。并氣血離散之症。皆多死於十二日之間。緣痘之成功。本於此日。今外不成功。其毒尽攻於内而死也。不成痂者。十五日死。夫内攻而喘急者。鬱毒勝也。内攻而黑陷者。火毒勝也。内攻而作瀉者。濕毒勝也。又毒陷於脾者。外剝内瀉而死。毒壅於胃者。乾枯焦黑而死。此皆不易之理。餘可類推。

認症既清。治法當究。稽考往古。如錢仲陽偏用寒凉。陳文中專主溫補。開後世治痘兩大學派。朱丹溪出。折衷二氏。訂解毒和中安表三法。似較妥當。近世論治。一二日宜於解表。伏痘易出。三四五日清凉解毒。伏痘易長。六七八九日溫補氣血。伏痘易於貫膿。十與十一二日清利收斂。使痘易於收靨。予則寓散於托，寓托於散。四五日間痘未盡出，解毒中兼以透發。七八日間毒未盡解，溫補中佐以解毒，務使熱藥不寒，涼藥不滯，因期施治，隨症立方，融會來意，不膠一見。險者每能轉順，危者每可獲安。知常知變，能神能明，始可與言治痘也。

綜上以觀，中醫藥治天花痘疫，特長之處，在能審形色而知善惡，觀部位而占吉凶，察神氣，看根標，而預決生死，明變化，詳諳治法，而善挽險逆，診斷毫無游移，收效自捷影響。彼自詡科學萬能之西醫，對於痘疫病原。既未確定。治療自易棄時。誠有如莊君所云。而玄医者。一見天花痘疹。無不慄汗操下。妄解其毒。措施失當。处治糊塗。勢必由輕而重。而弗救。草菅人命者。比比皆然。非過論也。僕治痘有年。故能深知其得失。用特提要鈎玄。道其大略。以備參究。亦就莊君稿中抑西之意云爾。

流行性腦脊髓膜炎之原因證狀及療治

顧允若述　宋愛人録

〔原因〕按歐医細菌学家。断為本証有特殊細菌。繁殖脊椎神経。及脳神経。能令神経起有劇変。確為本証

医学述論　四三

之重大原因。然对於該項細菌之性類，則尚未確定明瞭。故欧医於本証療治，尚無特效發明，無怪毒菌飛揚，而人類將受其荼毒矣。然而欧医無特效療治，而中医則確能隨証处方。欧医未識細菌之性類，而中医轉有辨別細菌生殖原素之可能。何以故？蓋中医根據於天時氣候之變化，而菌類生殖死亡之原理，適不難推究而得也。說者謂氣化之說，不合於二十世紀之科學。吾即以欧医沛登考否氏之三因鼎立之說，以証明之。沛氏曰：所謂三因鼎立者，一為細菌潛入人体，二為氣候不適於人類的生活，而適於病菌之發育。為人体自身之抵抗力為薄弱。不能抵禦疾病。凡此三者幾成鼎立。如缺一即不能成病。則沛氏之所謂氣候不適於人類的生活。而適於病菌之發育者。非即中医之推究氣化。根據六氣。為萬病之原。因療治之方針乎。況近日於流行性腦脊髓膜炎而外。同時尚有窒布的里。(即白喉)猩紅熱(即喉痧)等急性傳染病。其所以然者。無非正合沛氏所謂氣候不適於人類的生活。而適於病菌之發育。故也。且根據細菌學弦驗。窒布的里等細菌。其報告謂喉間桿菌。能耐常期之燥空氣。雖加以銷毒。不稍促其生命。可見菌類形態不一，而生活亦各有禀受。如喉風桿菌等，既能耐常期之燥空氣，而不能從其生命，則該項同時發生之菌類，為禀受於氣候燥火太過，淫氣（非其時而有其氣謂之淫氣）所感者，已可証明。則所謂腦膜炎菌，亦可一類同推矣。今春天氣亢燥，久晴不雨，自然界之空氣，適有亢燥而無濕潤，燥之太過，空氣劇變，而禀受此燥氣之菌類乃生。近時之最著者，為寔布的里菌，為猩紅熱菌，為流行性腦脊髓膜炎菌，同時窃發，而時疫乃成。其不盡人而病，或病而間有可生者。這淺顯的說，即沛氏所謂人體自身之抵抗力薄弱。為病菌所潛伏。視其人之抵抗力為何如耳。其有或病寔布的里。或病猩紅熱。或病流行性腦膜炎者。此病狀各異。受邪不同。中医对於時疫感証。其原因則根據六氣。其診斷則根據六經。辨晰明白。生死無不立判也。而為天氣之適於亢燥。不合時令之需要則一也。故本証原因。对於中医學說。可斷為燥火太過。結為溫毒。即如上述幾種菌類。亦皆稟受此溫毒而生。亦可斷言也。溫毒從口鼻而入。直行中道。橫竄表裏。遂致全身証狀同時俱發。症狀詳後。其最為緊張而顯著者。厥為神經性起有劇變。中医謂之動風者（即痙病），以其象形而言。中医责之為厥陰肝經者（此指温毒内陷而言），以肝為最大腺體，全身神經系統與肝臟尤為息息相關。故内經謂諸風掉眩，皆屬於肝。而凡病之為掉眩者，治以清肝柔肝之劑，效多卓著。此證之實驗，無諱飾也。故温毒為本证重大原因，已可证實，固無須道旁作舍者焉。若以是言為河漢，設一至淡氣增殺，而濕流行，對該菌必滅，而腦膜炎亦可暫告結果，請觀之日後可也。

寒熱者，即根據於惡寒而來。此指表證惡寒而甚，中医謂寒鬱生熱，即現代之所謂反動力作用也。

（證狀）本証証狀之顯著者。厥為惡寒發熱。頭痛如裂。項强不能俯。兩腿屈而不伸。四肢麻木。嘔噁交作。旋即神識不清。或發狂登高弃衣。或妄語不休。際象黝瘵。瞳神放大。急性者數小時即斃。慢性者延至數日。亦終於不治。然非不治也。無善法以治之也。其証狀雖如此。而（其所以然之故。則不得不逐條說明。與海內方家一商榷之。

一）惡寒有兩種原理。傷寒初起。病在太陽。（寒邪從表入裏。必先經太陽之絡。以太陽為軀体之最表層故也。太陽為膀胱經絡。）惡寒不解。此衛氣（即歐醫謂之体溫）為寒所抑。衛不能捍衛其外。故在表之体溫。遂不若外界之空氣。故惡

四

實。此惡寒之屬於表証者一也。若陽明胃腑熱極，体溫内攻，奔集于裏，則体溫失其均勢，所以裏愈熱，則外愈寒。皮毛膚腠，反不勝外界之寒，故内經謂重熱則寒。此惡寒之屬於裏証者二也。然而本症原因，既為溫毒，溫毒與傷寒大異，故即有表証惡寒，亦決不若傷寒之甚，而裏証惡寒實較多於表証惡寒也。再於兼証一一对勘，自能明辨。

（二）發熱　本有六經之殊異（見柯韻伯傷寒論註），然其大致一為表証發熱，一為裏証發熱。表証發熱者，即根據於惡而來（此指表証惡寒而言）。中医謂寒鬱生熱，即現代之所謂反動力作用也。

如冬月兩手搏雪。始則寒極作痛。繼則熱烙如火。此其例也。若裏証發熱。為陽明胃府必有之見証。傷寒論所謂陽明經症。不惡寒反惡熱者。即近世根據科學。謂燃燒性熾盛是也。

（三）項强不能俯。此亦為太陽表証之特徵。緣太陽之絡。上額交巔。絡腦下項。分行肩背腰脊。本經既為大寒所傷。寒性拘攣。血液凝泣。故神經性起有劇變。而項為之不柔和也。然而厥陰肝絡與督脈会於巔。督脉過脊椎神經。血熱之極。血液不能營養神經（肝藏與神經之關係。已如上述。則亦有項不柔和角弓反張。肢体强直。或爲拘攣等証。此中不可不辨。若本証既爲溫毒。似與寒中太陽性質不同。此不可不活變者也。

○

(四)兩腿屈伸不利。足之三陽。從頭走足。足之三陰。從足走腹。凡兩腿屈伸不利。亦爲血絡熱甚。筋膜乾枯。足經失血液營養。故拘攣不能屈伸。然與寒中少陰。(腎勝)惡寒蜷臥。喜向壁睡者。大爲殊異。

(五)四肢麻木。四肢皆禀氣於胃。胃氣布化。則血氣俱到。而肢体柔和。今溫毒壅遏胃腑。胃氣不利之處。即血毒停滯之所。故四肢麻木。不能運用。此足見溫毒之盛。凡疫証初起，其四肢驟然麻木者，皆為險惡之証。

（六）嘔吐交作，為陽明（胃）少陽（胆）厥陰（肝）三經必有之見証。傷寒論謂陽明病面赤緣緣，嘔多者不可攻（即用下藥），以其胃氣逆上也。（當以梔子豉湯主之）又謂少陽之為病，心煩喜嘔，此以胆為中清之腑，邪初入腑，表裏氣逆故也。然要以厥陰為最劇，論曰厥陰之為病，消渴，氣上沖心，甚則吐蚘，故厥陰為病善痛善嘔也。若吐有寒熱之分，吐出清冷，為厥陰寒；吐出渾濁，為厥陰熱，此其大較也。本証原因既屬溫毒，則為毒火上冲，氣上而不下，類可知也。

(七)旋即神識不清，或发狂登高弃衣，或妄语不休，此陽盛之極，熱迫神經。經謂血之與氣，并走於上，則為大厥，厥者昏不識人，厥則暴死，氣復返則生，不返則死。又曰陽盛則狂，狂盛則厥，此理固彰彰易明也。

(八)脉象動大，脉為心臟血液循環之表見，凡脉搏大卒有兩種，極為危險，一為心臟衰弱，脉搏微細如絲，或沉濇不耐久按，一為心臟起有劇大变化，血液或為毒火灼乾，或為毒菌侵染神經，遂爾緊張，脉搏動硬如緊張弓絃，此兩種者，皆不可治，本証之脉搏動大而瘀貶。是故咎。
(九)瞳神散大。此精氣渙散之特徵。較之目不了了(見傷寒論陽明篇。謂目光昏黯。視若無覩。如腹滿不大便者。即為可攻之候。)尤為危惡。即目直上視。方書謂肝腑精氣已絕。然猶不若目光散大之百無一生。其有眼白火赤。如鳩者。此為毒火上衝之特徵。較之目光散大。猶輕也。其餘兼證。尚難盡述。而亦無一定之症。局或兼發斑疹痢痧。或兼證發頤喉痺。頭額累塊隆起等證。皆為溫毒攻竄見證。總之溫毒蔓衍已廣。竟至連村闔户。所病皆類。即謂之疫。陳修園集有七

十二種疫症詳載無遺（如黑死病等）均可校勘而得可為医家病家對於急性傳染病奉為參考也治之得法非盡死證今再綜述本證療治如後

（療治）本證原因既為溫毒則治法當以清溫解毒為主旨既不可以辛溫發表又不可以辛香散竄清医喻嘉言先生謂治溫毒以逐解為功上焦如霧升逐散毒中焦如漚疏逐解毒下焦如瀆決逐解毒（並見邵步青溫毒病篇）誠要言也爰以經驗所得彙述如後總之治溫毒令其外散令其下解（治一切感證定證亦何獨不然無使結毒上壅攻衝巔頂則曲突徙

且薪之功，寔勝於焦頭爛額者爲較矣。

(一)苦辛輕劑。徐之才謂輕可去寔，輕爲薪之氣，清而上浮者，蓋在表之邪，當輕而揚之也。本証溫毒，雖與傷寒異，而病毒從口鼻而入，其從入裏則與傷寒同，故初起如裏証未熾（即毒菌尚未深入臟腑之謂）表証方張，當進苦辛輕劑，冀其邪之從外而内者，仍從内而達之於外，此治初起而有表証之要圖也。証狀如惡寒，此爲表証，惡寒說理見前。然此惡寒雖屬表証，終不若傷寒惡寒之甚。蓋傷寒惡寒必面色慘淡，皮膚繃急，雖逆烈火猶尚惡寒也。發熱頭項强痛，然口不甚渴。溲便如常。或溲色略帶微黃。若再參以脈象、舌胎。更為周詳。惟若辭費。限於篇幅耳。此時進以苦辛輕劑。最為中病。爰立梔豉桔梗湯如左。生山梔、香豉、苦桔梗、薄荷、桑葉、殭蠶、皂刺。或用晚蠶沙、甘菊、連翹、川連、竹茹。(一)咽痛者。加紫金錠兩三錠。磨沖。大青葉三錢。(二)鼻衄者。加生側柏四錢。鮮茅根八錢。(三)欬嗆痰多者。加川貝三錢。杏仁五錢。(四)胸痞嘔噁者。加鬱金錢半。天竺黃三錢。如舌黃膩者。紫金錠仍可沖服。或香連丸一二錢。白湯送下。如肝胆實火沖激。舌色絳紅者。改用當歸龍薈丸錢半。惟有表證者。不可

涇

驟用。(五)表裏俱熱盛者。加青蒿葉豆。甚則再加生石羔、知母。隨证酌加。此表裏雙解法也。

(二)甘涼、輕劑。如表邪化熱。已入陽明經氣。按中医辨六經証狀。至為精細。即如同一陽明証。而有在經在腑之異。讀傷寒論自知。見证為惡寒發熱。惟此時惡寒極微。而發熱則熾盛。頭痛項背不柔和。口渴喜飲。嘔吐頻作。涇溲変色者。急進甘涼之劑。立加味葦莖湯如左。芦根、滑石、生梔、香豉、粉葛、連翹、花粉、竹茹。若陽明熱甚者。合新加白虎湯為一劑。酌加石膏、知母、寒水石、薏苡。以清解陽明經氣之熱。若兼四肢麻木者。張石頑謂此即時疫之報佚。當即參加解毒。如川連、黄芩、銀花、人中黄、犀角、羚羊角等。均可隨証酌加。雖有定法。然須變通也。

(三)清熱解毒輕劑。瘟疫邪熱有不兼毒者。故清熱之外。當參解毒。如身尚微惡寒。按此則寒為自覺性。而壯熱、如烙。神識漸蒙。皮膚或現斑點。頭痛項強。嘔吐煩悶。此時溫毒已入陽明血絡。較之陽明經氣。又進一層。非清熱解毒不可。爰進銀花解毒湯。銀花、山豆根、牛蒡、生山梔、連翹、馬勃、射干、板藍根、甘草、川連、枯芩、薄荷、芦根。於清熱解毒之中。仍以宣絡透氣為溫毒出路。蓋有出路。則斷不至上壅。此治法要訣也。

（四）清熱解毒重劑。如大熱大渴。狂言見鬼。登高弃衣。撮空理線。頭痛如劈。項背牽强。或斑疹撇紅。發頤喉痛等證。此熱毒熾盛。已成燎原。當以清熱解毒重劑與之。發之加犀羚白虎湯。如神犀丹紫雪丹等。皆可與之。犀角羚羊川連石膏知母白芍藊豆大青葉陳[redacted]金汁金銀花薔薇露薑茹蘆根。若頭痛如劈。大便硬秘。舌胎如沉香色。而堅刺如刷者。可參以承氣法。如中加生枳實元明粉。甚則加生川軍。以峻奪之。使毒火下洩。則斷不致上壅。此去火抽薪之法也。然本證至此已入危途。方書有脈弦者生，濇者死。然要以陽證得陽脈者生，若過於弦硬如索，亦非佳兆（說理已詳前章）。搜犀角、羚羊角及犀紫雪等。若至狂熱極者，均須重用。竟有用至二三錢者。此歷驗之方也。

（五）清熱宣絡。重劑。絡為血絡，直行者為經，橫行者為絡。即歐醫之所謂動脈、靜脈也。故溫毒爍傷血液，經絡不獲營養，則神經性必然有劇大變化，為頭痛如裂，為項背強硬，為肢體拘攣，中醫謂之痙病。於小兒俗謂之驚風。歐醫斷為腦膜炎者如此。實則血液為溫毒灼傷，神經為之緊張是也。（當參觀前章）。然療治之中。有滋潤血液以清其源者。有宣通經絡以開其支流者。然血液雖枯。而病毒必盛。經絡空虛之處。溫邪熱毒。必有稽留。故欲養其經。必先宣其絡。俾絡無所滯。則經自可舒。而拘攣強直可減。爰立羚甘露飲。鮮羚羊尖、生山梔、白芍、石決明、鮮生地、竹瀝、鏡面砂、飛明淨雄黃、金銀花、人中黃、鮮甘露根五兩、打汁沖。蚌殼水代爲水。另取白頸蚯蚓長約六寸許者二條。井水沖洗。打汁沖。如蚯蚓不易得者。乾地龍代之。或取鮮細葉菖蒲重用打汁沖亦佳。蓋皆藉此以清熱宣絡也。如有毒血壅滯者。當參用刺法。

〔六〕清肝鎮衝重劑。如陽毒熾盛，陰血素虧，方書所謂肝陰薄弱者，如肚熱頭痛，項背強直，肢体拘攣，而舌色絳剝，若舌質枯萎如秋葉者，為陰血已竭，十死八九。脈細而數者，治法於鎮肝清絡之中，當兼顧陰分，宜鎮衝玉女煎之生石膏、鮮生地、石決明、紫石英、白芍、知母、白薇、麥冬、生龜甲、牡蠣、磁石、牛膝，此方滋養陰血，導火下行，以清肝熱，此邪寔正虛之一法也。其餘補正驅邪等法，全在臨時活變，此不過述其大旨耳。總之腦膜炎，為溫毒之攻沖於腦者，溫毒即為產生此項病菌之原素，故能治溫毒，即能治腦膜炎。

醫學通論

方劑學

《医论讲义》引言

《医论讲义》为福州中医专门学校教材之一，编者不详，版心题有“医论讲义”。其内容主要包括陈无咎《人电诊病》、曹春岩《左传膏肓之疾解》、范志刚《汗血同源异流论》、张锡纯《论卫生静坐法》《治梦遗运气法》、张汝伟《治病不能拘泥成法论》、张叔通《论化合》、李冠仙《戒烟治验》、唐映书《卫任督带合论》、杨志平《药误说》、张锡纯《致陆晋笙先生书》《量穴之法》《日本人中将汤之调查》《服硫黄法》（附扁鹊玉壶丹）、吴玉纯《咳嗽纲要》。

醫論

人電診病

陳无咎

中國醫術歷代相沿之切脉診病。不但西方視爲神秘。即中醫亦自視爲神秘。惟其視爲神秘也。故不可說。自己既不可說。無怪他人目爲滑稽矣。西醫以爲脉祇一條血管而已。何以能診五臟六腑之病。且全身皆有脉。何以獨取於近撓。其言未嘗不辨。但其說至爲淺近。只能錮俗醫之口。殊不足侮明醫之智。蓋人身腔子裏藏府都自能活動。而其活動又極端有秩序。中國先醫名此種活動之秩序謂之「平」。所謂「平人氣象」是也。倘活動之秩序失其次第。或快或慢。此急彼緩。則不得謂之平。而謂之「病」。所以先醫分脉爲浮沉遲數。大小滑濇等等。但浮沉遲數等。乃脉之形狀。非脉之本能。後世醫生執形狀而認爲本能。謬誤相沿。沉迷不返。此中醫切脉之學。所以成爲「千古啞迷」也。

作者爲打破此種啞謎起見。曾著有醫幾一書「幾者動之微吉凶之先見者也」以動明幾。則幾非無徵之玄學。而爲應用之科學審矣。茲試假問答體述之如下。

(一) 問中醫切脉何以獨取於近撓也。

答　附近撓骨之地。謂之「脉門」。脉門者脉之門戶也。故中國醫書名爲「寸口」。亦即門戶之意切脈獨取脈門者因爲人身藏府各能活動而心藏爲活動之總機心藏一波動脈門亦一波動人身脉網雖儘能波動然脉門之波動較他端爲明顯以其波動之搏躍與心藏相呼應也

(二)問中醫切脉何以獨用右手三指也

答　右手三指爲脈稍之尖點中國醫書稱五藏之脈皆起於五指之端亦尖點之意也蓋人身十指爲全身電流所注而右手三指較他指尤爲靈敏次指爲最中指次之無名指又次之病人心藏之脈搏既與彼之脈門相呼應而醫生則利用右手次指中指之接綫使吾之心藏與病人相呼應是爲人電之觸覺西方用器械如愛克司光鏡如聽肺器是爲視覺聽覺但吾人之觸覺就心理學而論實靈於視聽况用器械則相隔一層不如觸覺之切近耶

(三)問中醫切脈何以能知藏府諸病也

答　中醫利用人電切脈不但祇知心肺之病而且並悉其他臟腑各病是亦有說蓋人身臟腑各能活動亦各能放氣若無數氣筒然大腸膀胱爲最下層之氣筒脾腎稍上肝脺又稍上胃又稍上肺爲最上層之一大氣筒心臟爲承上接下之總機又爲諸氣筒之頸所謂一器兩用者是也故中國醫書稱肺爲臟蓋稱心爲主官他臟有病率訴諸心而心轉告諸肺故他臟

有病惟心先知心知而肺亦知所謂「呼吸告語」者此也且心臟之動蹄本由於肺葉之呼吸而肺葉之呼吸又由於脾絡之動旋其機固有相因而至者所以中醫切脈每以「息」計一呼一吸謂之一息一呼一吸之間脈波三動至五動者謂之平脈是謂無病遲者謂之不及數者謂之太過皆爲有病蓋人之心藏有吸力心藏之有吸力與地心同遲者離心力緩數者附心力促故知爲有病中醫息至之說當由此而證明（台爾耗西大學教授勃極斯博士曾製造電心代用心藏借電力伸縮能使已死軀體全身血脈週流此端試驗最有價值觀此則中醫切脈之學可以思過半矣）

中醫切脈之方法利用人電之原理以觸覺爲診病工具既如上述而中醫除切診外尚有一「腹診」法尤爲重要何謂腹診即用醫生之兩手輕按病人之軀腔肢背是也此種腹診在中國古代醫書上名曰「揆度」揆度者生可量循而得之死可解剖而視之其利用人電之觸覺與切脈同不過彼爲一端此爲全體而已惟研究揆度之學者必先研究人體之生理組織明其臟器之構造與細胞之作用方成條理尋常醫生多畧而不講而僅以「問苦望色聞聲」三診補切脈之不逮故中國診病方法原有五診畧去腹診遂稱四診

抑作者有聲明者中國醫學本爲應用之科學但中國歷代相傳之醫師知此者甚少其著書

立說。能作有統系之研究者更微。故一般智識階級。亦不能明了其所以然。任一般記方數味之醫生。顛倒於陰陽五行之中。夫本國智識階級。與診病醫生。尚都如此。何怪以科學自命之西醫。厚重者駭爲神秘。輕薄者詆爲無稽乎。蓋中國醫藥之內容。既包涵無數科學之理。則研究中國醫學之人。苟非頭腦清明。心靈銳敏者。治此繁重複雜之學科。如何有融會貫通之可能。既無融會貫通之日。則其臨牀診病。對證處方。安能有得心應手之妙。所以中國醫藥發明將近五千年。而眞能洞明眞理者。則寥寥可數。中國習語稱洞明眞理之人。爲「聰明才智」。夫以生活切身之醫藥問題。須待聰明才智而一決。豈非河俟乎。吾以爲欲使人明瞭醫學。除出哲理而進於科學。使之頭頭是道。外無他塗也。

左傳膏肓之疾解

曹存毅

醫緩診晉景公曰。疾在肓之上。膏之下。攻之不可。達之不及。藥不至焉。不可爲也。後張如廁。陷而卒。左氏僅載巫言噩夢。不揭病狀病名。夫曰。膏下肓上。藥不至焉。是實有其處。實有其病矣。按素問刺禁篇。鬲肓之上。中有父母。痺論衞氣薰於肓膜。靈樞九鍼十二原論。膏之原出於鳩尾。肓之原出於脖胦。則膏下肓上。屬心肺之下。腸胃之間。爲衞氣存駐之窟宅。腹中論身體髀股胻皆腫。環齊而痛。病名伏梁。此風根也。其氣溢於大腸。而著於肓。肓之原在臍下。故環齊而

不可動者不可妄攻以動之
盛、滿也生患也

侯

參考經脈別論及評熱病論二篇更詳

痛不可動動之爲水溺濇之病又曰少腹盛上下左右皆有根病名伏梁裹大膿血居腸胃之外下則因陰必下膿血上則迫胃脘生鬲俠胃脘內癰不可治治之每切按之致死居齊上爲逆齊下爲從據此則此之伏梁非五十六難心積之伏梁乃金匱之腸癰腫癰也其緣風氣溢於大腸而著於肓者本居齊下氣雖外鼓而腫及股胻然腹無積聚第洩其腸內之鬱濁腫當自解設誤動其氣僅爲水溺濇倘不至於死故金匱條下絕無致戒之文其裹大膿血居腸胃之外者本居齊下下可連接於二陰而下膿血上可迫脅胃脘而出於鬲又可俠於胃脘而爲內癰不可漫治設漫治及切按每致於死故金匱有按之即痛如淋及膿已成不可下之戒晉侯之病殆即居齊下之伏梁而內膿已成者故達之已不及攻之決不可後必腹中脹急如厠切按致膿血陷潰而暴脫耳

●汗血同源異流論

范志剛

內經曰心之液爲汗又曰汗生於穀矣鞠通曰汗也者以陰精爲材料以陽氣爲運用台陽氣陰精蒸化而成是知汗之原屬陰而流於陽雖從陽氣發洩全賴陰精所化陰精者何血也血者何水穀之精微也蓋飲食入胃遊溢精氣上輸於脾脾氣散精上歸於肺通調水道下輸膀胱水精四布五經並行此即人身之氣血輸布周流皆出於脾胃水穀之生化也明矣故脾胃

爲營衛之本營衛爲脾胃之標脾胃運化精微流於營者色赤屬陰爲血流於衛者色白屬陽爲汗血者汗之源汗者血之流血也汗也分之爲二合之爲一仲景傷寒論諄諄以存津液爲訓首方桂枝湯之芍藥卽是預顧陰精之意推之一百十三方何莫不然陸九芝曰仲景於去實之方卽有補虛之藥非補其虛也乃顧其陰精也誠以汗血同源互相維繫亡陽卽所以亡陰又詳述禁汗諸條中明陰精素虧者更不宜汗遵經旨奪血無汗奪汗無血之訓其識入也深且遠矣總之血病當顧汗液汗病當顧血液兩相兼顧庶乎近矣

論衛生靜坐法

張錫純

今之講衛生者多尚靜坐之功夫靜坐之功卽釋道趺坐之功誠爲衛生之要着然此中妙諦原非倉猝所能領悟也有謂靜坐時宜變其呼吸者夫呼吸宜純任自然豈可矯强之乎有謂靜坐時宜守玄關者本內經玄關爲目之語而凝神於兩目之間夫人之生機其根蒂原在下焦豈可求之兩目間乎有謂靜坐之時本丹經凝神入氣穴之語其精神下注丹田者若是以言靜坐可謂得靜坐之眞法門矣然所謂神下注者實有元神識神之殊元神者藏於腦內經謂頭者精明之府正謂其爲元神所藏也無思無慮自然虛靈也識神者發於心內經謂心者君主之官神明出焉正謂其爲識神所發

元神
識神

也。

有思有慮，靈而不虛也。靜坐者，當用返虛之功，故宜用自然虛靈之元神，而不宜用靈而不虛之識神。此乃靜坐者之不二法門也。

特是初用此功時，辨别於元精識神之際，甚是不易。而丹家曾引孟子勿忘勿助之言，以爲祕訣。蓋孟子所謂勿忘勿助者，養浩然之正氣也。丹家所謂勿忘勿助者，養先天之元氣也。法當於靜坐之時，閉目存神，目光下注丹田，仍在有意無意之間（若純有意，即心中之識神矣）。腦中無念之正覺（即元神），自然隨目光下照丹田，即先天之性光下照丹田也。夫丹田之氣，原爲先天之氣，非藥餌所能補助，惟常照之以先天之性光，則元氣自然充足。然此工夫不宜間斷，即非閉目靜坐之時，腦中自然之知覺，亦宜息息與丹田相關照，所謂勿忘也。既時時相關照矣，而仍在若有意若無意之間，所謂無助也。蓋丹家最重火候，忘之則一曝十寒，火候冷淡；助之則着於迹象（即是心中識神），火候燥熱。惟勿忘無助，工夫綿綿，火候適宜，始能久而無弊。迨至日積月累，元氣充盛，恒於睡眠之際，氣動陽生，通於督脈，外象勃然應之。當此時須知用採陽生工夫。

夫採陽生工夫，即心腎相交之工夫也。凡人當呼氣外出之時，心氣下降，腎氣上升，心腎之氣即一相交（呼氣時心口下塌即心下降少腹上提即腎上升心腎之氣遂於此時一交此中消息可於呼氣時細心體驗得之）此自然之天機也欲藉之以採陽生須稍助以人力法當氣至陽生外象勃興之時宜急披衣起坐閉目內視精神隨目光下注丹田長呼氣五口每一口時間約爲尋常呼氣之三倍略停一停又復細細徐呼氣三口每一口時間約爲尋常呼氣之五倍（然必先吸氣滿而後呼氣能長也）如此則心腎之交分外融洽且當呼氣徐徐外出之時必自覺心氣息息下注丹田則外現之元陽自然收回如此工夫永不間斷不過百日自能轉弱爲强百病皆除此乃修鍊家入門工夫爲仙佛之初基藉以爲衛生靜坐之功自與泛言靜坐者不同也迨其工夫積累既深督脈豁然貫通又當引之以通任脈即所謂小周天工夫也其中祕訣丹經不肯明言拙著衷中參西錄第八卷治夢遺運氣法後曾詳言之

治夢遺運氣法

語有之心病難醫少年夢遺之病所謂心病也故治此病者用藥頗難見功曾見方書載有人患此病百藥不效有僧教以自尾閭將氣提起如忍大便之狀且聳肩縮頸如用力項重物其病遂愈

按人之腦髓神經循脊下行而後有夢遺之患僧所云云彷彿若道家逆轉河車工夫是以有

效然此僧特約畧言之今若更能藉呼吸之外氣以運內氣之升降其法始備而以治此證尤驗欲行其法者當收視返聽一志凝神使所吸之氣下行歸根當其吸氣下行之時卽以意默運眞氣轉過尾閭循夾脊而上貫腦部略停一停又乘氣外出之機以意送此氣下歸丹田眞氣之升降借助於呼吸之外氣而實與呼吸外氣之升降息息逆行丹經所謂巽風倒吹也如此呼吸如環督任流通氣化團結夢遺自除也

或問道書眞詮謂督任之法當默默凝神常照氣穴迨至元氣充滿自能衝開督脈循脊上行至腦復轉而下行與任脈相通由是觀之當精勤內煉以聽督任之自通而非有所矯強於其間也今謂通督任之法如此果眞能通督任乎若非督任眞通何以謂爲小周天乎答曰道家有以氣通督任之法有以意通督任之法氣通督任者純憑先天內鍊工夫一毫不着後天迹象迨至日積月累元氣充足勃然而動衝開督脈以通任脈有水到成渠之妙誠有如子所云者然若此則金丹基礎已立功候不易到也至於意通督任者卽愚右所云云者是也此道家因向道者不能盡除其慾心致有夢遺之病乃設此意通督任之法遵而行之可以淸心寡欲可以秘氣藏眞雖係後天之迹象工夫以之修道則不足以之治病則有餘也亦名之小周天者美其名以動人之信仰而厚其篤行之力也

或問意通督任之法必藉呼吸之氣以升降矣至氣通督任者亦有藉於呼吸之氣否答曰子所問者乃道家至要至秘之處各丹書皆未明揭因非其人不敢傳也愚原門外漢何能道其精詳然可爲子約畧言也方元氣之通督脈也恒在人不及防備之時其氣陟然起於虛危過尾閭透夾脊衝督貫腦此時無所藉於呼吸亦不暇用其呼吸也迨積之又久此氣發動十餘次不能自通於任脈轉有蓄極下行之勢於斯知其火候已到默默靜候迨其氣又發動即可助以呼吸之氣立定天心之主宰藉巽風倒吹以默運法輪其氣自能由督脈而達任脈然此乃隨元氣自然發動之機而默爲輔相非有所矯强於其間也有志之士由此約畧者而深求之自能得其精詳矣

治病不能拘泥成法論

張汝偉

天下事理固其常。用須有變。膠柱鼓瑟。刻舟求劍。斷不能收其成效。而吾醫學更不可拘泥成法也。何以言之。例如傷寒一書。太陽之麻黃。陽明之白虎。少陽之柴胡。太陰之四逆。少陰之麻黃附子細辛。厥陰之烏梅丸。此不過略具標準。非謂太陽證之必用麻黃等湯也。如桂枝、陽旦、葛根、大小青龍、五苓、十棗、陷胸、瀉心。俱列太陽篇。而用方者。參乎脈。合乎症。辨之清。分之晰。而後用之。如矢射的。發乃必中。推之於陽明篇中。有梔豉、三承氣、瓜蒂散、茵陳湯。少陽篇中。有大小建中、溫胆。太陰篇中。有黃芩湯。陽三白散。少陰篇中。有附子、真武、桃花、白通、黃連阿膠猪膚、甘桔、四逆散。厥陰篇中。有白頭翁、當歸四逆、復脈、燒裩等方。然此不過粗具條理。見症有複雜。用藥尤宜變通也。嗣後溫病與傷寒劃分。霍亂與溫病異治。而方益多。治益歧。拘執者處此則多誤矣。雖然熟讀傷寒。精於溫病。於此成方。或能剖晰詳明。而取效一時者。間亦有之。究不若善於變通之為愈也。

治病須審年齡中西如合一轍論

西說謂人之身體。幼年時。動物質多。礦物質少。故易屈伸。易生長。而抵抗無力。中年、礦物質與動物質平均。所以力大。而不易傾跌。老年、動物質少。礦物質多。所以每見血枯而骨硬。易致傾跌也故其治病之方尤當劃出三大時期爲法外之法殊不知中醫早已言之矣素問上古天眞論曰女子七歲腎氣盛齒更髮長二七而天癸至任脈通太衝脈盛月事以時下故有子三七腎氣平均故眞牙生而長極亦如西說之動物質多而礦物質少也四七筋骨堅髮長極身體盛壯五七陽明脈衰面始焦髮始墮亦猶如西說之動物與礦物質並茂之時期六七三陽脈衰于上面皆焦髮始白七七任脈虛太衝脈衰少天癸竭地道不通故形壞而無子也亦猶如西說之動物質漸去而但餘礦物質之說也其于男子則以八數言自八歲腎氣實髮長齒更至八八髮齒皆去其中間年齡與身體之關係言之綦詳徐洄溪云千年之木往往自焚血肉凡軀所以無百年不死之人者因其血氣漸虧唯留礦質而自焚也古以爲油盡火滅者尚未能盡其理也參中西之理而並觀之則可知吾醫治病同一傷寒同一溫病同一時氣年齡之關係不可不攷審治之方法不可不精自來只有兒科與大人異治余意尚宜列老科以別強壯之人因老年人血氣已虧汗吐下法均不勝任古人治老人脾約不用承氣而用五仁蓯蓉首烏等法者蓋以此故若汗吐諸法亦宜從輕施治不可一概而施每見今之醫家方甚對症而治多不效者或由于力之不及或由于藥過病所皆由未審年齡之故少年之藥宜猛而速如用兵之取其銳也中年之藥宜峻而厲如用兵之必血戰也老年之藥宜緩而守如用兵

之防關隘也知乎此可以言將將將兵之道矣人每疑科學與哲學之柄鑿不入究其極未有不貫通者此治病須審年齡可謂科哲學融洽之標準故特提而論之尚望明哲者有以推廣而集成也

論化合

張叔通

泰西化學之公例曰二物化合必生熱力故經曰熱病者皆傷寒之類也可知古人未嘗不知化學之理後人見寒熱者則曰傷寒傷寒是也然傷寒何以必須發熱之由則多未解蓋外邪與正氣相搏相搏而化合則生寒熱然有邪入而即發寒熱者邪正即相化合也有邪久留而後發生寒熱者以邪與正久後而終化合也有邪久留而終不發生寒熱者則或為偏痺不仁腫痛痲木等證以邪與正永不化合也蓋邪氣未化合以前仍為寒症既化合以後乃為熱症故寒邪之在於表者是寒氣與衛氣化合也寒邪之在於裏者是寒氣與營氣化合也若未化合之前當與辛溫之藥以散之既化合之後當予清涼之藥以滌之故一病之中而前後用藥往往有溫涼之判其以此也若感於暑熱之邪亦必發生寒熱是熱邪與正氣化合也如其病症在未化合以前宜以辛解之品散之既化合之後當予清涼滋潤之品治之因火熱焚灼之後津液必傷故也

戒煙治驗

李冠仙

郭秉和求戒煙於余。余思煙癮甚怪。書稱怪病屬於痰。痰病求之不得。則屬於蟲。五藏之中。爲蟲所擾。則精神氣血。皆不能自主。而聽虫所爲。煙癮之怪。蟲爲之也。諸病從虛而入。諸蟲亦以虛而生。五藏之中。何藏爲虛。則煙毒先入。而虫亦先生。故同此吸煙。而煙癮之發。迥乎不同。或神疲呵欠。或腹痛異常。或時欲更衣。或精泄如溺。種種不一。大抵何藏生虫。則現何藏之病。虫欲得煙。其癮乃至。今欲戒煙。非殺虫不可。而殺虫又非兼補其虛不可。今癮來時。欲大便。中氣腎氣皆虛。乃以補中益氣。合補陰之品。每日作大劑而服。另用藥末。以貫仲、雷丸、蕪荑、鶴虱、苦練、錫灰、檳榔、榧子、粟殼。諸多殺虫之品。稍加烟灰爲引。沙糖調服。當癮初到時。仍吸烟一二口。使虫頭皆向上。再將藥末調服。虫食而甘之。不知其爲殺之也。平時吸烟廾四口。如法則減去其半。又三日。僅每早四口。糞後逐日下細黑虫。小而且多。十數日後。上午四口總不能免。復詢於余。余曰。此必虫根未盡。子姑待之。又十數日。而午前亦戒矣。後問其故。曰。昨予大便後。似有物堵塞肛門。極力努掙。突然而下。視之如小胞衣。破之皆小虫也。一時傳以爲奇。後如法以試人。亦皆應手。因誌之。以供世之求治者。

衝任督帶合論

唐映書

人之身體臟腑之外。尙有縱橫聯屬之經絡。表裏配合。維繫全身。氣血週流。胥賴乎此。而衝任督帶陰陽蹻維八脈。則無表裏之配偶。而有獨立之個性。異乎十二正經。統領全身經脈。書所謂奇經者是也。論其功用。則各有所長。論其病理。則關係莫大。惟古今方書。語焉不詳。茲特先論衝任督帶四脈之生理功能及病理狀態。採古人之精義。參西說之所長。雖非獨得之發明。或亦可爲醫門之一助乎。夫衝脈者。爲十二經之大海。營血之總匯。起於胞中。上循腹裏。即西人所謂大動脈及大靜脈也。此脈充盛。在女子則月事時下。男子則髭鬚繁茂。此生理之常也。至其爲病。因寒則逆氣裏急。脈不通而喘動時起。因熱則血液妄行而爲失血。若乾枯則爲痨瘵虛勞等證。任脈者。陰脈之總司也。起於中極之下。以上毛際。而循腹裏。上關元。至咽喉。上頤。循面入目。主營內臟之自然運動。即植物性之交感神經也。有輸卵排精之作用。內經曰。任脈爲病。男子內結七疝。女子帶下瘕聚。此節但言病狀。未嘗訓及病理。實則男子之疝與女子之瘕聚。名雖各異。理則可通。所以然之故。因瘕聚之病。假任脈之津血聚集而成。而疝症之爲患。亦無非凝聚不通之故。帶下者。陰中粘液。綿綿如帶而下也。緣任脈通於子宮。若因七情氣鬱。外受六淫。神經受其刺激。即有釀成帶下之可能。此內經所以指爲任脈病也。督爲陽脈之海。

起自胞中循腰貫脊而通於腦此督脈之徑路也經之西說實即動物性之脊髓神經而主四肢軀殼之知覺運動者也故其爲病實則脊强反折虛則項軟頭重現急慢性腦脊髓炎之證狀帶脈起於季脅而束於腰與衝任督皆有連帶關係故三脈有病則必腰痠腹滿蓋帶脈爲腰間之韌帶須藉衝任督之津液以爲養若失所養則失其固有之能力而弛縱下墜此腰痠腹滿溶溶如坐水中之所由來也然則前人指帶下爲帶脈病豈可信從乎哉

藥誤說

楊志平

藥得其病則效反之則貽害於人故善治病者以識症爲先辨明陰陽寒熱表裏虛實而後用藥自然取效所難者假寒眞熱假熱眞寒疑似之間最易惶惑如腎虛受寒浮陽上越面赤微熱煩燥思飲引飲不多甚至鄭聲有同譫語脈來數大無力若誤用涼藥禍不旋踵更如中暑熱病而誤用辛溫傷寒表病而利小便劫津耗液邪入愈深至於濕病過汗以致耳聾不知痛處變端百出又如太陽證無汗喜渴忌用白虎湯汗後津液耗散及自汗發渴者戒五苓散風寒疫癘之後禁用補氣藥有一身發黃而死者以當汗不汗而致也諸筋痙急者以汗多亡津液而致也略舉一斑已多弊竇以凡病切脈宜靜望色宜明聞問之間尤宜周密細辨然後操司命之權而無遺憾矣

致陸晉笙先生書

張錫純

晉笙先生道鑒紓溪諸著作炳照寰區鄙人心儀先生久矣昨閱紹興十月醫藥學報載先生慎重性命之論洋洋數千言歷指西醫之弊直如溫太直燃犀光徹牛渚而論中徵求同志歷叙醫界之溝通中西者鄙人之名僭列其中夫鄙人非能溝通中西也然讀先生之論未嘗不撫掌稱快盖西人雖講實驗然止能驗人身之血不能驗人身之氣故西人有治貧血之藥無治貧氣之藥夫人之身中氣血並重而氣尤爲生命之根本較血更爲緊要西人因無治貧氣之藥品是以遇氣分虛陷之証皆束手無策此西醫之大缺陷也且不獨治內傷也瘡科爲西人之所長至瘡瘍非重用補氣藥不愈者西醫亦恆對之束手奉天高等師範書記張紀三因受時氣之毒醫者不善爲清解轉引毒下行自臍以下皆腫繼又潰爛　丸露出少腹出孔五處小便時五孔皆出尿西醫諉爲不可治遂舁至院中求爲治療惴惴惟恐不愈因曉之曰此証尚可爲非多服湯藥俾其自內長肉以排膿外出不可爲疏方生黃耆天花粉各一兩乳香沒藥金銀花甘草各三錢煎湯連服二十餘劑潰爛之處皆生肌排膿外出結痂而愈始終未嘗自外敷藥其生肌若是之速實賴黃耆補氣之功也西醫最重腦部然對於腦部之疾恆爲局部之治療而不知下求於諸臟腑奉天女子師範學監隋鎮南恆自覺腦內作響如飛蜓之

聾西醫謂係耳鳴因耳之內部上連於腦也乃屢服治耳鳴藥分毫無效來院求爲診治其脉浮弦有力左部尤甚知其肝火相併上逆肝風亦乘之而動也爲疏方栢子仁一兩生龍骨生牡蠣生龜板磁石生地白芍各六錢龍胆草四錢菊花甘草各錢半煎服一劑其鳴即止又服數劑以善其後又西醫對於癲狂痙癇神昏等證皆謂係腦髓神經之病或用藥麻醉其神經或用藥鎭安其神經或用藥補益其神經鮮克有治愈者小兒陰潮近自京都來信曾治陸軍書記官王竹孫年四十餘每至晚八句鐘即不省人事微作抽掣且甚畏燈光用生鉄鏽五錢煎湯送服人參小塊三錢約服二十劑病遂脫然蓋此證乃胸中大氣(即宗氣)虛損不能上達腦部以斡旋其神經保合其神明所以昏不知人而復作抽也病發於晚間者因其時身中之氣化下降大氣之虛者益虛也其畏燈光者因其肝血虛而生熱其中所寄之相火乘時上擾腦部腦中苦煩熱故畏見燈光也是以疏方用人參以補大氣之虛鉄鏽以鎭肝火之逆未嘗用藥理其腦部而腦部自理如此探本窮源之治西人亦知焉否乎夫拙著之書原名衷中參西非無取於西法也特深異今之崇尙西法者直以其法爲無所不善無所不備以鄙人視之西醫尙在幼稚時代耳質諸先生以爲然否並質諸醫界諸大雅以爲然否專此敬達順祝

著安

●量穴之法　張錫純

量穴之法必用同身寸而同身寸在針灸家恒以手中指中節爲準不知此法惟量臂上之穴用之若頭上之穴橫量時以眼之長爲一寸豎量時以兩眉中間至鼻尖爲二寸身上之穴橫量時以兩乳頭中間爲八寸豎量時以當胸歧骨下至臍中爲八寸腿上之穴以足大指尖至與跟齊爲九寸然如此仍不能毫厘不差是在臨證者細相其人之形體而活潑斟酌可也

●日本人中將湯之調查　張錫純

日本人中將湯以調婦女經脉恒有效驗其方秘而不傳留學東瀛者曾以化驗得之門人高如璧曾開其方相寄藥品下未有分量愚爲酌定其分量用之甚有功效亦與東人製者相等今將其方開列於左以備選用

延胡索醋炒三錢當歸六錢官桂二錢甘草二錢丁香二錢山查核醋炒三錢鬱金醋炒二錢沙參四錢續斷酒炒三錢肉蓯赤石脂炒三錢去赤石脂不用苦參三錢懷牛膝三錢共十二味軋作粗渣分三劑每用一劑開水泡蓋盌中約半點鐘將其湯飲下如此泡服二次至第三次用水煎服日用一劑數劑經脈自調此方中溫涼補破滑澀之藥皆有愚所著分量其力亦適相當故凡婦女經脈不調證皆可服之而以治白帶證尤效

●服硫黃法　張錫純

嘗觀葛穉川肘後方首載扁鵲玉壺丹係硫黃一味九轉而成治一切陽分衰憊之病而其轉法所需之物頗難備具今人鮮有服者愚臨證實驗以來覺服製好之熟硫黃猶不若經服生者其效更捷蓋硫黃製熟則力減少服無效多服又有燥渴之弊服生硫黃少許即有效而又無他弊也十餘年間用生硫黃治愈沈寒涸冷之病不勝計蓋硫黃原無毒其毒也即其熱也使少服不令覺熱即於人分毫無損故不用製熟即可服更可常服也且自古論硫黃者莫不謂其功勝桂附惟經用生者係愚之創見而實由自家徐徐嘗驗確知其功效甚奇又甚穩妥然後敢以之治病今邑中日服硫黃者數百人莫不飲食加多身體強壯皆愚爲之引導也今畧舉生硫黃治驗之病數則於左

一孺子三歲失乳頻頻滑瀉米穀不化瘦弱異常俾嚼服生硫黃如綠豆粒大兩塊當日滑瀉即愈又服數日飲食加多肌肉頓長後服數月嚴冬在外嬉戲面有紅光亦不畏寒

一叟年近六旬得水腫證小便不利周身皆腫其脈甚沈細自言素有疝氣下焦常覺寒涼愚曰欲去下焦之寒非服硫黃不可且其性善利水施之火不勝水而成水腫者尤爲對証爲開苓桂朮甘加野台參三錢威靈仙一錢一日煎渣再服皆送服生硫黃二分十日後小便大利

腫消三分之二下焦仍覺寒凉遂停湯藥單服硫黃試驗漸漸加多一月共服生硫黃四兩周身腫盡消下焦亦覺溫暖

一人年十八九常常嘔吐涎沫甚則吐食脈象甚遲濡投以大熱之劑毫不熱久服亦無效驗俾嚼服生硫黃如黃豆大徐徐加多以服後移時覺微溫爲度後一日兩次服每服至二錢始覺溫暖共服生硫黃四斤病始除根

一數月孺子乳汁不化吐瀉交作常常啼號日就羸瘦其啼時蹙眉似有腹疼之意俾用生硫黃末三厘許乳汁送服數次而愈

一人年四十許因受寒腿疼不能步履投以溫補宣通之劑愈後因食猪頭（猪頭鹹寒與猪肉不同）反覆甚劇疼如刀刺再服前藥不效俾每於飯前嚼服生硫黃如玉秫粒大服後即以飯壓之試驗加多後每服至錢許共服生硫黃二斤其証始愈

一叟年六十有一頻頻咳吐痰涎兼發喘逆人皆以爲勞疾未有治法診其脉甚遲不足三至知其寒飲爲恙也投以拙擬理飲湯（在第三卷）加人參附子各四錢喘與咳皆見輕而脈之遲仍舊因思脉象如此非草木之品所能挽回俾服生硫黃少許不覺溫暖則徐徐加多兩月之間服生硫黃斤餘喘與咳皆愈脈亦復常

一婦人年五旬上焦陽分虛損寒飲留滯作嗽心中怔忡飲食減少兩腿畏寒臥牀不起者已二年矣醫者見其欬嗽怔忡猶認爲陰分虛損復用熟地阿膠諸滯泥之品服之病益劇後愚診視脈甚弦細不足四至投以拙擬理飲湯加附子三錢服七八日欬嗽見輕飲食稍多而仍不覺熱知其數載沈疴非程功半載不能愈也俾每日於兩餐之前服生硫黃三分體驗加多後服數月其病果愈

按古方中硫黃皆用石硫黃而今之硫黃皆出於石其色黃而亮砂粒甚大且無臭氣者即堪服食且此物燃之雖氣味甚烈嚼之實無他味無論病在上在下皆宜食前嚼服服後即以飯壓之若不能嚼服者爲末開水送服亦可且其力最長即一日服一次其熱亦可晝夜不歇

附扁鵲玉壺丹

功用　治命門火衰陰寒惡疾陽氣暴絕寒水鼓脹

藥品　硫黃八兩（外用者佳土硫黃斷不可用）麻油八兩

製法　硫黃打碎入冷油內放炭火爐上熬熱微以桑枝緩緩攪動候硫融盡卽傾入水缸內急撤去面上浮油取缸底淨硫稱過若干兩再配麻油若干兩照前火候再融再傾連前共製三次第四次用棉花子油配硫若干兩照前火候再融再傾入水缸內急撤去面上浮油第五

次用肥皂四兩水中同煮六時第六次用皂筴四兩放水中同煮六時拔淨油氣第七次用爐中炭火淋鹻水製六時第八次用水豆腐同煮六時拔淨皂鹻之性第九次用田字草搗汁和水煮六時晒乾研細如香灰凡淨硫一兩配炒糯米粉二兩煮汁爲丸

用法　每服八分漸加至三錢開水送下

●咳嗽綱要

吳玉純

咳嗽一症最爲繁劇內經著有專論攷金匱咳嗽一症分隷兩門一在痰飲之下一在肺痿肺癰之下論治處方大有研究討論之價値蓋一則病端在肺一在病本於胃即內經聚於胃關於肺之明訓也細驗咳嗽一症其在喉管與在咽管醫者聞其聲而釐然可辨咽屬胃喉屬肺淺深輕重大相懸殊前人微露其端而未明白宣示咳嗽症中透此一關可以悟上來眞諦綜金匱兩門而互參之其大綱不外三端一曰風寒鬱一曰痰飲阻結一曰燥火爍灼風寒之感屬乎外病之實者也痰飲之生由於內脾陽不振則陰濁迷漫其標實其本虛也燥火雖屬六淫然陰液先虧陽熱蒸逼亦係半虛半實之症而關於虛者爲多雖七情內傷之症畧焉未詳要亦不外乎是醫治失當往往以皮毛之病戕及生命良以肺本嬌臟而咳尤足震動百脈最多失血之候稍一不愼七日不愈則半月半月不愈則一月或至兩月病患轉深每致延成損

怯或終身之痼疾此徐洄溪所以有傷風難治之論也獨是著書立說者曰寒曰熱曰實曰虛界劃可截然分明而患病之人則又虛實錯雜寒熱糾紛其標本先後之間苟非胸有定識何以能因應而咸宜哉今擬另編課本以金匱爲綱諸家爲緯悉統於三法之中屈伸進退自有權衡如耑治外邪者則有射干麻黃湯厚朴麻黃湯越婢加半夏湯小青龍加石膏湯而後人之華蓋散金沸草散三拗湯九寶湯藏蕤湯皆統於是矣治痰飲者則有十棗湯最重者則千緡湯輕則三子養親湯而桂苓五味等方本即統於小青龍中至於燥火之症則有麥門冬湯又有千金麥門冬湯千金五味子湯綜論欬症惟傷燥爲最重喻氏引經謂秋傷於燥冬生咳嗽蓋燥近於火燥先入肺陽熱蒸逼陰液被灼最易傷及肺體而成損怯治此症者苟能別其病之在肺在胃再以三綱爲主融會而貫通之庶乎可得其端倪矣

醫學通論

方劑學

《方剂讲义》引言

《方剂讲义》为福州中医专门学校教材之一，林良庆编，版心题有“方剂讲义”。其内容讲述补养之剂，包括六味地黄丸、桂附八味丸、天王补心丹、保元汤、独参汤、四神丸、虎潜丸、四君子汤、龟鹿二仙膏、人参养荣汤、归脾汤、补中益气汤、四物汤、当归补血汤、养心汤、大承气汤、桃仁承气汤、抵当汤，各方剂按照方名、病解、药名、制法、方解、附方论等进行介绍。

◎方劑學

閩侯林良慶編

補養之劑

補者補其所不足也。養者栽培之、將護之。使得生遂條達而不受戕賊之患也。人之氣稟罕得其平。有偏於陽。而陰不足者。有偏於陰。而陽不足也。故必假藥以滋助之。而又須優游假之歲月。使氣血歸于和平。乃能形神俱茂。而疾病不生也。經曰。聖人不治已病治未病。不治已亂治未亂。夫病已成而後藥之。亂已成而後治之。譬猶渴而鑿井。鬭而鑄兵。不亦晚乎。故補養爲先。然補養非旦夕可效。故以丸劑居前。湯劑居後。

（方名）六味地黃丸　治肝腎不足。眞陰虧損。精血枯竭。憔悴羸弱。腰痛足痠。自汗盜汗。水泛爲痰。發熱咳嗽。頭暈目眩。耳鳴耳聾。遺精夢洩。消渴淋瀝。失血失音。舌燥喉痛。虛火牙痛。足跟作痛。

（病解）諸證皆由腎水大虧。眞陰不足。虛火上炎所致。

（藥名）熟地黃八兩　山萸肉四兩　淮山藥四兩　雲茯苓三兩　牡丹皮三兩　光澤瀉三兩

（製法）右藥六味共研幼末。冬蜜煉爲丸。如桐子大。淡熱湯送下。

（方解）此足少陰厥陰藥也。熟地滋陰補腎生血生精。山萸肉溫肝逐風。濇精祕氣。牡丹皮瀉君相之伏火。涼血退蒸。山藥清虛熱於脾肺。補脾固腎。茯苓滲脾中濕熱。而通腎交心。澤瀉瀉膀胱水邪。而聰耳明目。六經備治。而功專肝腎。寒燥不偏。而補兼氣血。苟能常服。其功未易殫述也。

（附方論一）柯韻伯曰。腎虛不能存精。坎宮之火無所附而妄行。下無以奉春生之令。上絕肺金之化源。地黃禀甘寒之性。製熟味更厚。是精不足者補之以味也。用以大滋腎陰。塡精補髓。壯水之主。以澤瀉爲使。世或惡其瀉腎而去之。不知一陰一陽者。天地之道。一開一闔者。動靜之機。精者屬癸陰水也。靜而不走。爲腎之體。溺者陽水也。動而不居。爲腎之用。是以腎主五液。若陰水不守。則眞水不足。陽水不流。則邪水逆行。故君地黃以護封蟄之本。即佐澤瀉以疏水道也。然腎虛不補其母。不導其上源。亦無固封之用。山藥涼補以滋癸水之上源。茯苓淡滲以導壬水之上源。加以山萸之酸溫。藉以收少陽之火。以滋厥陰之液。丹皮辛寒。以清少陰虛火。還以奉少陽之氣也。滋化源。奉生氣。天癸居其所矣。壯水制火。特其一端耳。

（方名）桂附八味丸。治命門火衰。不能生土。以致脾胃虛寒。飲食少思。大便不實。或下元衰憊。相火不足。虛羸少氣。尺脈弱者宜之。

（藥名）熟地黃八兩　山萸肉四兩　淮山藥四兩　雲茯苓三兩　牡丹皮三兩　光澤瀉三兩　熟附子一兩　油肉桂一兩、

（製法）右藥八味。共研細末。和冬蜜煉爲丸。如梧桐子大。

（病解）李仕材曰。腎屬水。初無水火之別。仙經曰。兩腎一般無二樣。中間一點是陽精。兩腎中間。穴名命門。相火所居也。一陽生於二陰之間。所以成坎而位于北也。命門爲存精係胞之物。其體非脂非肉。白膜裹之。在脊骨第七節。兩腎中央。系著于脊。下通二腎。上通心肺。貫腦。爲生命之原。相火之主。精氣之府。人物皆有之。生人生物。皆由此出。內經所謂七節之旁。中有小心是也。以相火能代君行事。故曰小心。男女媾精。皆稟此命火以結胎。人之窮通壽夭。皆根于此。乃先天無形之火。所以主云爲。而應萬事。蒸糟粕而化精微者也。無此眞陽之火。則神機滅息。生氣消亡矣。唯附子肉桂。能入腎命之間而補之。故加入六味丸中。爲補火之劑。

（附方論一）柯韻伯曰。命門之火。乃水中之陽。夫水體本靜。而川流不息者。氣之動。火之用也。非指有形者言也。然少火則生氣。火壯則食氣。故火不可亢。亦不可衰。所云火生土者。卽腎家之少火。遊行其間。以息相吹耳。若命門火衰。少火幾於熄矣。欲煖脾胃之陽。必先溫命門之火。此腎氣丸納桂附於滋陰劑中。是藏心於淵。美厥靈根也。命門有火。則腎有生氣矣。故不曰溫腎。而名腎氣。斯知腎以氣爲主。腎得氣而土自生也。且形不足者。溫之以氣則脾胃因虛寒而致病者固痊卽虛火不歸其部而失血亡陽者亦納氣而歸封蟄之本矣本方加車前子淮牛膝名濟生腎氣丸治腎虛脾弱腰重脚腫小便不利腹脹喘急痰盛已成鼓症其效如神

（附方論一） 張景岳曰水腫乃脾肺腎三臟之病蓋水爲至陰故其本在腎水化於氣故其標在肺水惟畏土故其制在脾肺虛則氣不化精而化水脾虛則土不制水而水泛腎虛則水無所主而妄行以致肌肉浮腫氣息喘急病標上及脾肺病本皆歸於腎蓋腎爲胃之關關門不利故聚水而不能出也膀胱之津由氣化而出氣者陽也陽旺則氣化而水卽爲精陽衰則氣不化而精卽爲水水不能化因氣之虛豈非陰中無陽乎故治腫者必先治水治水者必先治氣若氣不能化水道所以不通先天元

氣虧於下。則後天胃氣失其本。由脾及肺。治節不行。此下爲胕腫腹大。上爲喘呼不得臥。而標本俱病也。惟下焦之眞氣得行。始能傳化。眞水得位。始能分清。必峻補命門。使氣復其元。則臟皆安矣。故用地黃山藥丹皮。以養陰中之眞水。山萸肉桂附。以化陰中之陽。雲苓澤瀉車前子牛膝。以利陰中之滯。能使氣化於精。卽所以治肺也。補火生土。卽所以治脾也。壯水利竅。卽所以治腎也。補而不滯。利而不伐。治水諸方。更無有出其右也。

（方名）天王補心丹。治思慮過度。心血不足。怔忡健忘。心煩多汗。大便或秘或溏。口舌生瘡等症。

（病解）心者君主之官。神明出焉。思慮過度。耗其心血。則神明傷而成心勞。故怔忡健忘也。汗者心之液。心煩熱。故多汗。心主血。血不足。故大便燥而秘。或時溏者。心火不能生脾土也。舌者心之苗。虛火上炎。故口舌生瘡。

（藥名）生地黃四兩、 眞人參五錢 黑元參五錢 雲茯神五錢 白桔梗五錢、 遠志肉五錢、 酸棗仁一兩 栢子仁一兩、 天門冬一兩、 麥門冬一兩、 秦當歸一兩、 五味子一兩、 京丹參五錢

（製法）右藥一十三味。共研幼末。冬蜜煉爲丸。彈子大。硃砂爲衣。臨臥時。燈心湯送下一丸。

（方解）此手少陰藥也。生地、元參北方之藥，補水所以制火，取既濟之義也。丹參當歸所以生心血，血生于氣，人參、茯神所以益心氣，人參合麥冬五味，又為生脈散，蓋心主脈，肺為心之華蓋而朝百脈，補肺生脈，所以使天氣下降也。天冬苦入心而寒瀉火，與麥冬同為滋水潤燥之劑。遠志、棗仁、栢子仁所以養心神，而棗仁、五味酸以收之，又以歛心氣之耗散也。桔梗清肺利膈，取其載藥上浮而歸于心，故以為使。硃砂色赤入心，寒瀉熱而重能神，讀書之人所宜常服。

（附方論一）柯韻伯曰：心者主火，而所以主者神也。神衰則火為患，故補心者必清其火而神始安。補心丹用生地黃為君者，取其下足少陰以滋水主，水盛可以伏火，此非補心之陽，補心之神耳。凡果核之有仁，猶心之有神也。清氣無如栢子仁，補血無如酸棗仁。其神存耳。參苓之甘。以補心氣。五味之酸。以收心氣。二冬之寒。以清氣分之火。心氣和而神自歸矣。當歸之甘。以生心血。元參之鹹。以補心血。丹參之寒。以清血中之火。心血足而神自藏矣。更假桔梗為舟楫。遠志為向導。和諸藥入心而安神明。以此養生則壽。何有健忘怔忡。津液乾涸。舌上生瘡。大便不利之虞哉。

（方名）保元湯。治血虛氣弱之總方也。小兒驚痘家虛甚最宜。

（病解）腎氣為先天真元之氣。元氣一虛。則精神衰憊矣。胃氣為後天水穀之氣。胃氣一傷。則氣血無所由生也。

（藥名）正黃耆五錢　正人參二錢　油肉桂二分　炙甘草一錢五分

（方解）此足少陰太陰藥也。肉桂壯腎陽。而補先天真元之氣。黃耆得

火土相生之氣化助三焦以護衛外之氣參草之甘以溫中土而培後天水穀之精氣三氣治而元氣足矣

（附方論一）柯韻伯曰保元者保守其元氣之謂也氣一而已主腎爲先天眞元之氣主胃爲後天水穀之氣者此指發生而言也又水穀之精氣行於經隧爲營氣水穀之悍氣行於脈外爲衛氣大氣之積於胸中而司呼吸者爲宗氣是分後天運用之元氣而爲三也又外應皮毛協營衛而主一身之表者爲太陽膀胱之氣內通五臟司治節而主一身之裏者爲太陰肺經之氣通行內外應腠理而主一身之半表半裏者爲少陽三焦之氣是分先天運行之元氣而爲三也此方用黃耆護表人參固裏甘草和中三氣治而元氣足矣昔李東垣以此三味能瀉火補金培土爲除煩熱之聖藥鎭小兒驚效如桴鼓魏桂巖得之以治

瘡家陽虛頂陷血虛漿濟皮薄發痒難灌難歛者始終用之以爲血脫須補氣陽生則陰長有起死回生之功故名之爲保元也又少佐肉桂分四時之氣而增損之謂桂能治血以推動其毒扶陽益氣以充達周身血在內引之出表則氣從內託血外散引之歸根則氣從外護參耆非桂引導不能獨樹其功肉桂不得甘草和平氣血亦不能緒其條理要非寡聞淺見者能窺其萬一也四君子中不用白朮避其燥不用茯苓恐其滲也用桂而不用四物者芎之辛散歸之淫潤芍之酸寒地黃之泥滯故耳如宜燥則加苓朮宜潤加歸宜收加芍當散加芎又表實者去耆裏實者去參中滿忌甘內熱除桂斯又當理會矣

(方名)獨參湯治元氣虛而不支脈微欲絕及婦人血崩產後血暈

(藥名)眞人參二兩　煎湯服之

（病解）陰虛不能維陽致陽氣欲脫者用此方救陰以留其陽若陽氣暴脫四肢厥冷宜用四逆湯輩若用此湯反速其危也

（附方論二）柯韻伯曰一人而係一世之安危者必重其權而專任之則一物而係一人之死生者當重其分兩而獨用之春秋運斗樞云搖光星散而為人參所以下有人參上有紫氣物華天寶詢神物也故先哲於氣虛血脫之証獨用人參三兩濃煎頓服之能挽回性命於瞬息之間非他物可代世之用者恐或補住邪氣些少以姑試之或加消耗之味以監制之其權不重力不專人何賴以得生如古方霹靂散獨聖散大補丸等方皆用一物之長而取效最捷於獨參湯何疑耶然又當隨機應變視病機為轉旋故獨參湯中或加童便或加姜汁或加附子又加黃連相得相須而相與有成亦不礙其為獨如薛新甫治中風加

人參兩許於三生飲中。以駕馭其抑。此眞善用獨參湯者。

（方名）四神丸、治脾腎兩虛。子後作瀉。不思食。不化食。

（病解）脾腎虛作瀉者。五更時瀉也。經曰。腎者胃之關也。前陰利水。後陰利穀。腎屬水。水旺于子。腎之陽虛。不能鍵閉。故將交陽分。則作瀉也。脾瀉者。脾之清陽下陷。不能運化。闌門元氣不足。不能分別水穀。故不痛而瀉也。皆由命門火衰。不能上生脾土故也。經曰。腎命之氣交通。水穀自然剋化矣。

（藥名）破故紙四兩、酒浸一宿炒、　五味子三兩炒　肉荳蔻二兩麵裹炒、　吳茱萸一兩、　鹽湯泡、

（製法）右藥四味。共研幼末。用大棗百粒。生姜八兩。一味同煮爛。去姜取棗肉。搗爲丸。

（方解）此足少陰藥也。破故紙辛苦大溫。能補相火。以通君火。火旺乃

能生土故以爲君肉蔻辛溫能行氣消食煖胃固腸五味鹹能補腎酸能濇精吳茱萸辛熱除濕燥脾能入少陰厥陰氣分而補火生姜溫脾大棗補土所以防水盖久瀉皆因命門火衰不能專責脾胃故大補下焦元陽使火旺土强則能制水而不復妄行矣

（附方論一）程郊倩曰命門無火不能爲中宮腐熟水穀藏寒在腎誰復司其閉藏故木氣纔萌不疎泄而亦疎泄雖是木邪干土實腎之脾胃虛也此際補脾不如補腎補骨脂有溫中煖下之能五味子有酸收固濇之性吳茱萸散邪補土肉荳蔻濇滑益脾脾煖而氣蒸腎溫而氣壯補腎仍是補脾矣

（方名）虎潛丸治精血不足筋骨痿弱足不任地及骨蒸勞熱

（病解）肝主筋血不足則筋痿腎主骨精不足則骨痿故步履爲艱也

人之一身。陽常有餘。陰常不足。骨蒸勞熱。本乎陰虧。

（藥名）黃栢皮三兩、　熟地黃三兩、　肥知母三兩、　虎脛骨一兩、酥、
敗龜板四兩、酥、　眞瑣陽一兩五錢、　秦當歸一兩五錢
淮牛膝二兩、　杭白芍二兩、　鹽陳皮二兩、　羯羊肉八兩

（製法）右藥十味。共研幼末。羯羊肉用酒煮爛。搗幼和藥。蜜煉爲丸

（方解）此足少陰藥也。黃栢知母熟地。所以壯腎水而滋陰。當歸芍藥、牛膝。所以補肝虛而養血。牛膝又能引諸藥下行。以壯筋骨。蓋肝腎同一治也。龜得陰氣最厚。故補陰而爲君。虎得陰氣最强。故以健骨而爲佐。用脛骨者。虎雖死猶立不仆。其氣力皆在前脛。故用以入足。從其類也。瑣陽益精壯陽。養筋潤燥。然數者皆血藥。又加陳皮。以利氣。乾姜以通陽。羊肉甘溫屬火。而大補。亦以味補精。以形補形之義。使氣血交通。陰陽相濟也。名虎潛丸

虎乃陰中之陽故云虎向水中生

者虎陰類潛藏也

（附方論一）王又原曰腎爲作強之官有精血以爲之强也若腎虛精枯而血必隨之精血交敗溼熱風毒遂乘而襲焉此不能步履腰痠筋縮之症作矣且腎兼水火火勝爍陰溼熱相搏筋骨不用也方用黃柏清陰中之火燥骨間之溼且苦能堅骨爲治痿要藥故以爲君虎骨去風毒健筋骨爲臣然高原之水不下母虛而子亦虛肝藏之血不歸子病而母愈病知母清肺原歸芍養肝血使歸於腎龜應北方稟天地之陰最厚首常向腹善通任脈能大補眞陰更以熟地黃牛膝瑣陽羊肉羣隊補水之品使精血交補若陳皮者疏血行氣茲有氣化血行之妙其爲筋骨壯藏有力如虎也必矣道經云虎向水中生以斯爲潛之義焉夫是以命之曰虎潛丸

盛

（方名）四君子湯。治一切陽虛氣弱。脾虛肺損。飲食少思。體瘦面黃。皮聚毛落。脈來細軟。

（病解）脾者。萬物之母也。肺者。氣之統也。脾胃一虛。肺氣先絕。脾不能健運。故飲食少思。飲食減少。則營衛無所資生。故體瘦面黃。肺主皮毛。故皮聚毛落。脾肺皆虛。故脈來細軟也。

（藥名）眞人參三錢　漂白朮三錢　結雲苓三錢　炙甘草一錢

（方解）此手足太陰陽明藥也。人參甘溫。大補元氣爲君。白朮苦溫。健脾燥溼爲臣。茯苓甘淡。扶中爲佐。甘草甘平。和中益土爲使也。脾健氣足。飲食倍進。則餘臟受蔭。而色澤身強矣。

（附方論）張路玉曰。氣虛者補之以甘。參朮苓草。甘溫益胃。有健運之功。具冲和之德。故爲君子。蓋人之一身。以胃氣爲本。胃氣旺。則五臟受蔭。胃氣傷。則百病叢生。故凡病久不愈。諸藥不效者。惟有益胃補腎兩途故用四君子隨症加減無論寒熱補瀉先培中土使藥氣四達則周身之機運流通水穀之精微敷布何患其藥之不效哉是知四君子為司命之本也再加陳皮以理氣散逆名異功散調理脾胃再加半夏燥溼除痰名曰六君子也治氣虛痰聚脾虛作脹再加木香砂仁名香砂六君子湯治脾胃虛寒飲食不運或腹痛泄瀉

（附方論一）柯韻伯曰經云壯者氣行則愈怯者著而為病蓋人在氣交之中因氣而生而生氣總以胃氣為本食入於陰長氣於陽晝夜循環周於內外苟一息不運便有積聚或脹滿不食或生痰留飲因而肌肉消瘦喘咳嘔噦諸症蜂起而神機化絕矣四君子氣分之總方也人參致沖和之氣白朮培中宮雲苓清治節甘草調五臟諸氣既治病從何來然撥亂反正又不能無為

而治必舉夫行氣之品以輔之則補品不至泥而不行故加陳皮以利肺金之運氣半夏以疎脾土之溼氣而痰飲可除也加木香以行三焦之滯氣砂仁以通脾腎之元氣膹鬱可開也四君得四輔而補力倍四輔有四君而元氣大振相須而益彰者乎。

（方名）龜鹿二仙膏治瘦弱少氣夢遺洩精目視不明精極之症。

（病解）精極者則筋骨氣血肉無有不極也盖精生氣氣生神精極則無以生氣氣極則無以生神故身體瘦弱而少氣則目眊不明精氣不固水不制火故遺洩而精愈耗也。

（藥名）鹿角十斤、龜板五斤、枸杞三斤、人參一斤、

（製法）先將鹿角龜板刮淨、水浸桑火熬鍊成膏。再將人參枸杞熬膏和入。

（方解）此足少陰藥也。龜爲介蟲之長。其性純陰。且善納氣息。能通任脈。鹿乃純陽之獸。其力在角。睡時首返向尾。故通督脈。蓋其角當夏至即解。且不兩月。長至十餘斤。骨之速生。無過於此。故能峻補氣血。兩者皆補氣血之品。以補氣血之不足。所謂補之以其類也。人參大補元氣。枸杞滋陰中之陽。此氣血陰陽交補之劑。氣足則精固不遺。血足則視聽明了。久服可以益壽延年。

（附方論二）李仕材曰。人有三奇精氣神。生生之本也。精傷無以生氣。氣傷無以生神。精不足者。補之以味。鹿得天地之陽氣最全。善通督脈。足於精者。故能多淫而壽。龜得天地之陰氣最厚。善通任脈。足於氣者。故能伏息而壽。二物氣血之屬。又得造化之玄微。異類有情。竹破竹補之法也。人參爲陽。補氣中之怯。枸杞爲陰。清神中之火。是方也。一陰一陽。無偏勝之憂。入氣入血。有和平之美。由是精生而氣旺。氣旺而神昌。庶幾龜鹿之年矣。故曰二仙。

（方名）人參養榮湯、治脾肺氣虛。榮血不足。驚悸健忘。寢汗發熱。食少無味。身倦飢瘦。色枯氣短。毛髮脫落。

（病解）經曰。脾氣散精。上輸於肺。此地氣上升也。肺主治節。通調水道。下輸膀胱。此天氣下降也。脾肺俱虛。則升降失職。氣血無所資生。則心失養。而為驚悸。健忘寢汗發熱也。肺主氣。肺虛則肅降無權。而短氣。脾統血。脾虛則健運失常。飲食減少。故飢瘦色枯毛髮脫落也。

（藥名）正人參五錢　漂白朮二錢　炙棉耆五錢　炙甘草一錢
鹽陳皮一錢　油肉桂三分　秦當歸錢半　熟地黃四錢
五味子一錢　雲茯神三錢　遠志肉一錢　杭白芍二錢

（方解）此手足太陰手少陰氣血藥也。熟地歸芎養血之品。參朮苓草黃耆陳皮補氣之品。血不足而補其氣。此陽生則陰長之義也。且參耆五味所以補肺。甘陳苓朮所以健脾。歸芎養肝。熟地滋腎。遠志通腎氣上達於心。肉桂導諸藥入營生血。五臟交養互益。故能統治諸病。而其要則歸於養榮也。

（附方論一）柯韻伯曰。古人治氣虛以四君。治血虛以四物。氣血俱虛者以八珍。更加黃耆肉桂名十全大補。宜乎萬舉萬當也。而用之有不獲效者。蓋補氣而不用行氣之品。則氣虛之甚者。無氣以受其補。補血而仍用行血之物。則血虛之甚者。更無血以流行。故加陳皮以行氣。而補者悉得效其用。去以芎行血之味。而補血者因以奏其功。此善治者只一加一減。便能轉旋造化之機也。然氣可召而至。血易虧難成。苟不有以求其血脈之主而養之則營氣終歸不足故倍人參爲君而佐以遠志之苦先入心以安神定志使甘溫之品始得化而爲血以奉生身又心苦緩必得五味子之酸以收歛神明使營行脉中而流於四臟名之曰養榮不必仍十全之名而收效有如此者

（方名）歸脾湯治思慮過度勞傷心脾怔忡健忘驚悸盜汗發熱體倦食少不眠或脾虛不能攝血致血妄行及婦人經帶之病

（病解）心藏神而生血心傷則血不生而血少故怔忡健忘驚悸盜汗諸症生焉脾主思而統血脾傷失其統攝之權則血妄行故有吐衂崩漏發熱體倦食少不眠諸症作矣

（藥名）眞人參三錢　漂白朮二錢　雲茯神五錢　酸棗仁三錢　龍眼肉二十一粒　炙黃耆五錢　秦當歸錢半　遠志肉一錢　廣木香一錢　炙粉草一錢

怵 音

（方解）此足太陰手少陰藥也。土虛無權，則血不歸經而妄行，故取參耆朮草之甘溫，所以補其脾也。茯神遠志龍眼棗仁之酸甘苦淡，所以補之體助其用也。然心者脾之母也，當歸滋陰而養血，木香行氣而舒脾，脾舒則健，而中土有權，故能攝血歸經，而諸症自然愈矣。

（附方論一）羅東逸曰：方中龍眼棗仁當歸，所以補心也；參耆朮苓草所以補脾也。立齊加入遠志，又以腎藥之通乎心者補之，是兩經兼腎合治矣。而物名歸脾何也？夫心藏神，其用爲思；脾藏智，其出爲意，是神智思意，火土合德者也。心以經營之久而傳脾，以意慮之久而傷，則母病必傳諸子，子又能令母虛，所必然也。其症則怔忡怵惕煩燥之徵見於心；飲食倦怠不能運輸，手足無力，耳目昏眊之症見於脾，故脾陽苟不運，心腎必不交，彼黃者若不爲之媒合則已不能攝腎歸心而心陰何所賴以養此取坎塡離者所以必歸之脾也其藥一滋心陰一養脾陽取乎健者以壯子益母然恐脾鬱之久傷之特甚故有取木香之辛且散者以開氣醒脾使能急通脾氣以上行心陰脾之所歸正在斯耳

（方名）補中益氣湯治煩勞內傷身熱心煩頭痛惡寒懶言惡食脈洪大而虛或喘或渴或陽虛自汗或氣虛不能攝血或瘧痢脾虛久不能愈一切清陽下陷中氣不足之症

（病解）中者脾胃也臟腑肢體皆稟氣于脾胃饑飽勞役傷其脾胃脾胃一衰則肢體無所稟氣而病生焉陽氣下陷則陰火上乘故熱而煩非實熱也頭者諸陽之會清陽不升則濁氣上逆故頭痛其痛或作或止非如外感頭痛不休也陽虛不能衛外故惡

寒自汗氣虛故懶言脾虛故惡食中氣不足則升降失職濁氣上逆而爲喘渴淸陽下陷則爲瘧痢不止也

（藥名）炙黃耆五錢　眞人參二錢、炙甘草一錢、漂白朮二錢、鹽陳皮一錢　當歸身錢半　綠升麻七分　軟柴胡七分　老生姜二片　大紅棗二粒、

（方解）此足太陰陽明藥也肺者氣之本黃耆補氣固表爲君脾者肺之本人參甘草補脾益氣和中瀉火爲臣白朮燥溼健脾當歸和血養陰爲佐升麻以升陽明淸氣柴胡以升少陽淸氣陽升則萬物生淸升則濁陰降加陳皮者以通利其氣生姜辛溫大棗甘溫用以和營衛開腠理致津液諸虛不足先建其中中者何脾胃是也

（附方論一）柯韻伯曰仲景有建中理中二法風木內干於中氣用甘

草飴棗培土以禦風。姜桂芍藥驅風而瀉木。故名曰建中。寒水內淩於中氣。用參朮甘草補土以制水。佐乾姜溫土以禦寒。故名曰理中。至若勞倦形氣衰少。陰虛而生內熱。其表症頗同外感。惟東垣知其勞倦傷脾。穀氣不盛。陽氣下陷陰中而發熱。製補中益氣之法。謂風寒外傷其形爲有餘。脾胃內傷其氣爲不足。遵內經勞者溫之。損者益之之義。大忌苦寒之藥。還用甘溫之品。升其陽以行春生之令。凡脾胃一虛。肺氣先絕。故用黃耆護皮毛。而開腠理。不令自汗。元氣不足。懶言氣喘。人參以補之。炙草之甘。以瀉心火而除煩。補脾胃而生氣。此三味除煩熱之聖藥也。佐白朮以健脾。當歸以和血。氣亂於胸。清濁相干。用陳皮以理之。且以散諸甘藥。以滯之胃中。清氣下陷。用升麻柴胡氣之輕而味之薄者。引胃氣以上騰。復其本位。使能升浮以行生長之令矣補中之劑得發表之品而中自安益氣之劑賴清氣之品而氣益倍此用藥有相須之妙也是方也用以補脾使地道卑而上行亦可以補心肺損其肺者益其氣損其心者調其營衛也亦可以補肝木鬱則達之也唯不宜于腎陰虛于下者不宜升陽虛于下者更不宜升也

（方名）四物湯治一切血虛及婦人經病

（病解）經水者陰血也陰必從陽故其色紅上應於月其行有常故名曰經爲氣之配因氣而行先期者爲熱後期爲寒爲虛爲鬱行而成塊者血之凝將行而痛者氣之滯行後作痛者氣血俱虛也色淡亦虛也錯經妄行者氣之亂紫者氣之熱黑則熱之甚也今人見紫黑作痛成塊皆指爲風冷乘之而用溫熱之劑禍不旋踵矣經曰亢則害承乃制熱甚則兼水化所以熱則紫甚

則黑也若曰風冷必須外得設或有之十不一二也玉機微義曰寒則凝而不行既行紫黑故知非寒也

（藥名）秦當歸酒洗二錢　乾地黃三錢　杭白芍二錢　川撫芎錢半

（方解）此手少陰足太陰厥陰藥也當歸辛苦甘溫入心脾生血爲君芍藥苦平入心腎滋血爲臣生地甘寒入肝脾養陰爲佐川芎辛溫通上下而行血中之氣爲使也

（附方論一）張路玉曰四物湯爲陰血受病之專劑非調補眞陰之的方方書咸謂四物補陰遂以治陰虛發熱火炎失血等證蒙害至今又專事女科者咸以此湯隨症漫加風食痰氣等藥紛然雜出其最可恨者莫如坎離丸之迅掃虛陽四物二連之斬削眞氣而庸工利其有劫病之能咸樂用之何異於燥刃行刦耶

先輩治上下失血過多一切血藥置而不用獨推獨參湯童便以固其脫者以有形之血不能速生無形之氣所當急固也昔人有言見血無治血必先調其氣又云四物湯不得補氣之藥不能成陽生陰長之功誠哉是言也然余嘗謂此湯傷寒大邪解後餘熱留於血分至應微熱不除或合柴胡或加桂枝靡不應手輒效不可沒其功也

本方加人參黃耆名聖愈湯治一切失血或血虛煩渴燥熱睡臥不寧五心煩熱等症

（附方論二）柯韻伯曰經云陰在內陽之守也陽在外陰之使也故湯中無陰謂之孤陽陰中無陽謂之死陰丹溪曰四物皆陰行天地閉塞之令非長養萬物者也故四物加知栢久服便能絕孕謂嫌其無陽耳此方取參耆配四物以治陰虛血脫等症蓋陰

陽互爲其根陰虛則陽無所附所以煩熱燥渴而陽亦亡氣血相爲表裏血脫則氣無所歸所以睡臥不寧而氣亦脫然陰虛無驟補之法計在存陽血脫有生血之機必先補氣此陽生陰長血隨氣行之理也故曰陰虛則無氣無氣則死矣前輩治陰虛用八珍十全卒不獲効者因甘草之甘不達下焦白朮之燥不利腎陰茯苓淡滲碍乎上升肉桂辛熱動其虛火此六味皆醇厚和平兩滋潤服之則氣血疏通內外調和合於聖度矣

（方名）當歸補血湯治肌熱面赤煩渴引飲脈來洪大而虛重按全無

（病解）血實則身凉血虛則身熱此飢飽勞役傷其陰也然血虛則陽獨勝故肌熱煩渴與陽明白虎症無異但白虎症得之外感實熱內盛故脈洪大而長按之有力此症得之內傷血虛發熱脈洪大而無力內經所謂脈虛血虛是也誤服白虎湯必斃

（藥名）炙黃耆一兩　秦當歸二錢酒洗　煎湯空心服

（方解）此足太陰厥陰藥也當歸味厚氣薄爲陰中之陰故能滋陰養血黃耆乃甘溫補氣之藥何以五倍於當歸而又云補血乎蓋有形之血不能自生而生於無形之氣也故以當歸爲引其氣則從之而生血矣經曰陽生則陰長此其義耳

（附方論一）吳鶴臯曰血實則身涼血虛則身熱或饑困勞役虛其陰血則陽獨勝故諸症生焉此症純象白虎但脈大而虛非大而長爲辨耳內經所謂脈虛血虛是也當歸味厚爲陰中之陰故能養血黃耆則味甘溫而補氣今黃耆多數倍而云補血者何也蓋以有形之血不能自生生於無形之氣故也內經云陽生陰長是之謂耳

（方名）養心湯治心虛血少神氣不寧怔忡驚悸

（病解）心主血而藏神經曰靜則神藏躁則消亡心血虛而易動故怔忡驚悸不得安寧也

（藥名）雲茯神五錢　秦當歸二錢　石蓮肉三錢　酸棗仁三錢
建蓮鬚三錢　遠志肉一錢　正人參二錢　杭白芍三錢
麥門冬三錢　枯黃芩錢半　淮山藥五錢　蘇欠實三錢

（方解）此手少陰藥也人參石蓮以補心氣白芍當歸以補心血芩冬茯神以泄心熱而寧心神棗仁蓮鬚收神氣之散越淮山欠實補脾土以培心子遠志引諸藥以入心經是方也潤以滋之甘以補之酸以斂之香以舒之則心得其養矣

（附方論一）吳于宣曰經云心不足者調其榮衛榮衛者血脈之所出而心之所主也故養心者莫善於調榮衛也然榮衛並出中州榮淫精於肝而　氣歸心衛上通於肺而清治節腎受心榮肺

衛之歸而又升精於離以成水火既濟是三藏者皆心之助而調榮衛者所以必出於心也故調營衛者必調其四藏而心得養矣是方也人參茯神靜以養心棗仁歸芍滋以養肝淮冬黃芩清以養肺蓮鬚芡實與石蓮藏志澁以養精於是也血足心寧則神明之天君泰然矣此養心之旨也．

洩劑（洩可去閉）經曰邪氣盛則實實者閉也閉則不通必洩而通之蓋人身之氣周流不息不能容纖芥之邪阻礙稍有阻礙則經絡臟氣壅滯不通陰陽閉塞而爲病矣或寒或熱或氣或血或痰或食其症不一輕則宣而通之重則攻而洩之使垢瘀去而正氣可復也譬如蔻盜不勦則境內不得安寧也然攻洩之劑須適事爲宜如邪勝而劑輕則邪不服邪輕而劑重則傷元氣故不可不審也

（方名）大承氣湯治傷寒陽明腑證陽邪入裏胃實不大便發熱譫語自汗出不惡寒痞滿燥實堅三焦大熱脈沉實者

（病解）陽明病外症身熱汗自出不惡寒反惡熱是也此爲在經之邪熱當以辛凉汗解之若邪熱已入胃腑痞滿燥實堅全見者當下之實則譫語亂言無次也胃爲水穀之海邪熱鬱蒸故多自汗汗多液傷無水以制火則燥糞結而不下胃絡上通於心胃熱上蒸迫亂神明故妄見妄言也燥糞在大腸不在於胃傷寒傳胃不傳大腸然治病必求其本且胃與大腸同爲陽明燥金也

（藥名）生大黃四兩　淨芒硝三合　綠枳實五粒　川厚朴八两

（煎法）右藥四味以水一斗先煎枳朴取五升去滓納大黃煎取二升去滓再納芒硝煎一二三沸服得利則止

（方解）此正陽陽明藥也熱淫于內治以鹹寒氣堅者以鹹軟之熱盛者以寒消之故用芒硝之鹹寒以潤燥軟堅大黃之苦寒瀉實熱而去瘀枳實厚朴之苦降除痞滿經所謂土鬱奪之是也然非大實大滿不可輕投恐有寒中結胸痞氣之變

（方解）本方除芒硝減川朴六兩名小承氣湯治傷寒陽明證譫語便鞕潮熱而喘上焦痞滿不通之症

此少陽陽明藥也邪在上焦則滿在中焦則脹胃實則潮熱陽邪乘心則譫語胃熱于肺則喘故以枳朴去上焦之痞滿大黃去胃中之實熱此痞滿燥實堅未全者故除芒硝減朴勿令大泄下欲其微和胃氣也

（附方論一）柯韻伯曰諸病皆因於氣穢物之不去由於氣之不順也故攻積之劑必用氣分之藥因以承氣名湯方分大小有二義

焉厚朴倍大黃是氣藥爲君大承氣大黃倍厚朴是氣藥爲臣名小承氣味多性猛制大其服欲令其大泄大下故因名之曰大味寡性緩制小其服欲微和胃氣也故名曰小且落法更有妙義大承氣用水一斗煮枳朴五升去滓內大黃再煎二升去滓內芒硝何哉盖生者氣銳而先行熟者氣鈍而和緩仲景欲使芒硝先化燥屎大黃繼通地道而後枳朴除其痞滿若小承三味同煎不分次第同一大黃而煎法不同此可見仲師微和之意也

（方名）桃仁承氣湯治傷寒外證不解熱結膀胱小腹脹滿大便黑小便利躁煩譫語蓄血發熱如狂及血瘀胃痛腹痛脇痛瘧疾實熱應發等症

（病解）熱邪自太陽不解傳入膀胱之經與血相搏若血自下則熱邪

隨血出而愈不下者血蓄下焦故小腹急脹而痛外皮則見青紫之筋大便黑者血瘀也小便利者血病而氣不病也小便利而小腹仍急故知爲蓄血心主血邪熱上干心君不寧故躁煩譫語而如狂瘀血聚於陽明則胃痛聚於太陰則腹痛聚於厥陰則脇痛瘧疾夜發者熱入血分也

（藥名）桃仁五十枚去皮尖　生大黃四兩　淨芒硝二兩　粉甘草二兩　桂枝梢二兩

（煎法）右藥五味以水七升煮取二升半去滓納芒硝再煎二三沸溫服五合日三服當微利之

（方解）此足太陽藥也大黃芒硝蕩熱去實甘草和胃緩中此調胃承氣湯也熱甚搏血血聚肝燥故加桃仁之苦甘以潤燥而緩肝加桂枝調營而行血直達瘀所而行之也

（方名）抵當湯治太陽病六七日表證仍在脈微而沉反不結胸其人發狂者以熱在下焦小腹當鞕滿小便自利者必有蓄血令人善忘所以然者以太陽隨經瘀熱在裏故也

（病解）表證仍在謂發熱惡寒頭痛項強未罷也太陽爲經膀胱爲腑此太陽熱邪隨經入腑熱與血搏故爲蓄血脈沉爲在裏表證仍在則邪氣猶淺不結于胸中而發狂經曰熱結膀胱其人如狂又曰血併於下亂而善忘小腹鞕滿而小便不利者爲溺濇鞕滿而小便利者爲蓄血膀胱爲太陽之腑本經曰熱結下焦曰小腹鞕滿曰小便自利皆膀胱之證故總結曰隨經瘀熱在裏在裏二字乃小腹之裏非膀胱之裏也

（藥名）水蛭三十個猪脂熬黑　蝱蟲三十個去頭足翅　桃仁二十粒去皮尖　大黃四兩酒浸

（煎法）右藥四味以水五升煮取三升去滓溫服一升不下再服

（方解）此足太陽藥也成氏曰苦走血鹹滲血䗪蟲水蛭之苦鹹以除蓄血甘緩結苦洩熱桃仁大黃之苦甘以下結熱也

（附方論一）柯韻伯曰膀胱爲水府血本無所容蓄者也然太陽爲諸陽主氣是氣之最多者而其經則又多血少氣則知太陽在表陽分之氣多而在經血分之氣反少也少氣者膀胱之室熱結鞕滿法當小便不利而反利者是太陽之氣化行而血海之氣化不行可知必隨其經之榮血因瘀熱而結於裏矣此爲小腹之裏而非膀胱之裏故小便雖利而鞕滿急結蓄血仍瘀而治於小腹也熱淫於內神魂不安故發狂血瘀不行則營不運故脈微而沉營不運則氣不宣故沉而結也大便反易者血之濡也色黑者蓄血滲入也善忘者血不榮智不明也此皆瘀血之

读文讲义

《读文讲义》引言

《读文讲义》为福州中医专门学校教材之一，编者不详，版心题有“读文讲义”。其内容选录《华佗传》《郭玉传》，清方苞《陈驭卢墓志铭》，明王守仁《瘗旅文》《六合十龄童子贼中寻弟记》《秋室研经图记》，陈廷敬《记女奴景事》，清魏禧《大铁椎传》等。

華佗傳

華佗字元化沛國譙人也一名旉遊學徐土兼通數經曉養性之術年且百歲而猶有壯容時人以爲仙沛相陳珪舉孝廉太尉黃琬辟皆不就精於方藥處齊不過數種心識分銖不假稱量針灸不過數處裁七八九若疾發結於內針藥所不能及者乃令先以酒服麻沸散既醉無所覺因刳破腹背抽割積聚若在腸胃則斷截湔洗除去疾穢既而縫合傅以神膏四五日創愈一月之間皆平復佗嘗行道見有病咽塞者因語之曰向來道隅有賣餅人萍虀甚酸可取三升飲之病自當去即如佗言立吐一蛇乃懸於車而候佗時佗小兒戲於門中逆見自相謂曰客車邊有物必是逢我翁也及客進顧視壁北懸蛇以十數乃知其奇又有一郡守篤病久佗以爲盛怒則差乃多受其貨而不加功無何棄去又留書罵之太守果大怒令人追殺佗不及因瞋恚吐黑血數升而愈又有疾者詣佗求療佗曰君病根深應當剖破腹然君壽亦不過十年病不能相殺也病者不堪其苦必欲除之佗遂下療應時愈十年竟死廣陵太守陳登忽患胸中煩懣面赤不食佗脉之曰府君胃中有蟲欲成內疽腥物所爲病卽作湯二升再服須臾吐出三升許蟲頭赤而動半身猶是生魚膾所苦便愈佗曰此病後三期當發遇良醫可救登至期疾動時佗不在遂死曹操聞而召佗常在左右操積苦頭風眩佗針隨手而差有李將

軍者妻病呼佗視脉佗曰傷身而貽不去將軍言間實傷身胎已去矣佗曰案脉胎未去也將軍以爲不然妻稍差百餘日復動更呼佗佗曰脉理如前是兩胎先生者去血多故後兒不得出也胎既已死血脈不復歸必燥著母脊乃爲下針並令進湯婦因欲產而不通佗曰死胎枯燥勢不自生使人探之果得死胎人形可識但其色已黑佗之絕技皆此類也爲人性惡難得意且恥以醫見業又去家思歸乃就操求還取方因託妻疾數期不反操累書呼之勅郡縣發遣佗恃能厭事猶不肯至操大怒使人廉之知妻詐疾乃收付獄訊考驗首服荀彧請曰佗方術實工人命所懸宜加全宥操不從竟殺之佗臨死出一卷書與獄吏曰此可以活人吏畏法不敢受佗亦不强索火燒之初軍吏李成苦欬晝夜不寐佗以爲腸癰與散两錢服之卽吐二升膿血於此漸愈乃戒之曰後十八歲疾當發動若不得此藥不可差也復分散與之後五六歲有里人如成先病請藥甚急成愍而與之乃故往譙更從佗求適値見收意不忍言後十八年成病發無藥而死廣陵吳普彭城樊阿皆從佗學普依準佗療多所全濟佗語普曰人體欲得勞動但不當使極耳動搖則穀氣得銷血脉流通病不得生譬如戶樞終不朽也是以古之仙者爲導引之事熊經鴟顧引挽要體動諸關節以求難老吾有一術名五禽之戲一曰虎二曰鹿三曰熊四曰猨五曰鳥亦以除疾兼利蹏足以當導引體有不快起作一禽之戲怡而汗

出因以著粉身體輕便而欲食普施行之年九十餘耳目聰明齒牙完堅阿善針術凡醫咸言背及匈藏之間不可妄針針之不可過四分而阿針背入一二寸巨闕匈藏乃五六寸而病皆瘳阿從佗求方可服食益於人者佗授以漆葉青黏散漆葉屑一斗青黏十四兩以是爲率言久服去三蟲利五藏輕體使人頭不白阿從其言壽百餘歲

郭玉傳

郭玉者廣漢雒人也初有老父不知何出常漁釣於涪水因號涪翁乞食人間見有疾者時下針石輒應時而效乃著針經診脉法傳於世弟子程高尋求積年翁乃授之高亦隱跡不仕玉少師事高學方診六徵之技陰陽不測之術和帝時爲太醫丞多有效應帝奇之仍試令嬖臣美手腕者與女子雜處帷中使玉各診一手問所疾苦玉曰左陰右陽脉有男女狀若異人臣疑其故帝歎息稱善玉仁愛不矜雖貧賤厮養必盡其心力而醫療貴人時或不愈帝乃令貴人羸服變處一針即差召玉詰問其狀對曰醫之爲言意也腠理至微隨氣用巧針石之間毫芒即乖神存於心手之際可得解而不可言也夫貴者處尊高以臨臣臣懷怖懾以承之其爲療也有四難焉自用意而不任臣一難也將身不謹二難也骨節不彊不能使藥三難也好逸惡勞四難也針有分寸時有破漏重以恐懼之心加以裁慎之志臣意且猶不盡何有於病哉

此其所爲不愈也。帝善其對。年老卒官。

龍翰臣書郭玉傳後

傳稱玉爲太醫丞。多有效應。貧賤厮養。必盡其心力。而醫療貴人。時或不愈。玉亦因有四難之說。余嘗讀而病之。以謂玉特世俗者流。淺之乎爲術者也。玉誠能精其術以濟世。則惟吾之所爲。而必其效。而何富貴貧賤人之足易其志哉。玉惟不能內自決於必勝之術。故不能不震於外。而失其故智。不然。何以羸服變處。而一鍼即愈邪。豈非技不能通乎道。其技固有時而窮耶。然人有疾。而使醫者不能自盡其意。則亦可危之甚者也。

清方苞陳馭虛墓誌銘

君諱典字馭虛京師人性豪宕喜聲色狗馬爲富貴容而不樂仕宦少好方無所不通而獨以治疫爲名疫者聞君來視即自慶不死京師每歲大疫自春之暮至於秋不已康熙辛未予遊京師僕某遘疫君命市冰以大罌貯之使縱飲須臾盡及夕和藥下之汗雨注遂愈予問之君曰是非醫者所知也此地人畜駢闐食腥羶家無溷匽汙渫瀰溝衢而城河久湮無廣川大壑以流其惡方春時地氣憤盈上達淫雨汎溢炎陽蒸之中人膈臆困懣忿蓄而爲厲疫冰氣厲而下滲非此不足以殺其惡故古者藏冰用於賓食喪祭而老疾亦受之民無厲疾吾師其遺意也予嘗造君見諸勢家敦迫之使麇至使者稽首堦下君伏几呻吟固卻之退而嘻曰若生有害於人死有益於人吾何視爲君與貴人交必狎侮出嫚語相訾謷諸公意不堪然獨良其方無可如何予得交於君因大理高公公親疾召君不時至獨予召之夕聞未嘗至以朝也君家日饒益每出從騎十餘飲酒歌舞旬月費千金或勸君謀仕君曰吾日活數十百人若以官廢醫是吾日殺數十百人也諸勢家積怨日久謀曰陳君樂縱逸當以官爲維婁可時呼而至也因使大醫院檄取爲醫士君遂稱疾篤飲酒近女數月竟死君之杜門不出也予將徵歸走別君君曰吾逾歲當死不復見公矣公知吾謹事公意乎吾非醫者惟公能傳之幸爲我德乙

亥予復至京師君柩果肂遺命必得予文以葬予應之而未暇以爲又踰年容淮南始爲文以歸其孤君生於順治某年某月某日卒於康熙某年某月某日娶某氏子某銘曰義從古迹戾世隱於方尙其志一憤以死避權勢胡君之心與人異

明王守仁瘞旅文

維正德四年秋月三日有吏目云自京來者不知其名氏攜一子一僕將之任過龍塲投宿土苗家予從籬落閒望見之陰雨昏黑欲就問訊北來事不果明早遣人覘之已行矣薄午有人自蜈蚣坡來云一老人死坡下傍兩人哭之哀予曰此必吏目死矣傷哉薄暮復有人來云坡下死者二人傍一人坐歎詢其狀則其子又死矣明早復有人來云見坡下積尸三焉則其僕又死矣嗚呼傷哉念其暴骨無主將二童子持畚鍤往瘞之二童子有難色然予曰噫吾與爾猶彼也二童憫然涕下請往就其傍山麓爲三坎埋之又以隻雞飯三盂嗟吁涕洟而告之曰嗚呼傷哉繄何人繄何人吾龍塲驛丞餘姚王守仁也吾與爾皆中土之產吾不知爾郡邑爾烏爲乎來爲茲山之鬼乎古者重去其鄉遊宦不踰千里吾以竄逐而來此宜也爾亦何辜乎聞爾官吏目耳俸不能五斗爾率妻子躬耕可有也烏爲乎以五斗而易爾七尺之軀又不足而益以爾子與僕乎嗚呼傷哉爾誠戀茲五斗而來則宜欣然就道烏爲乎吾昨望見爾容蹙

然蓋不任其憂者夫衝冒霜露扳援崖壁行萬之頂飢渴勞頓筋骨疲憊而又瘴癘侵其外憂
鬱攻其中其能以無死乎吾固知爾之必死然不謂若是其速又不謂爾子爾僕亦遽爾奄忽
也皆爾自取謂之何哉吾念爾三骨之無依而來瘞爾乃使吾有無窮之愴也嗚呼傷哉縱不
爾瘞幽崖之狐每成羣陰壑之虺如車輪亦必能葬爾於腹不致久暴爾爾既已無知然吾何
能為心乎自吾去父母鄉國而來此三年矣歷瘴毒而苟能自全以吾未嘗一日之戚戚也今
悲傷若此是吾為爾者重而自為者輕也吾不宜復為爾悲矣吾為爾歌爾聽之歌曰連峯際
天兮飛鳥不通遊子懷鄉兮莫知西東莫知西東兮維天則同異域殊方兮環海之中達觀隨
寓兮奚必予宮魂兮魂兮無悲以恫又歌以慰之曰與爾皆鄉土之離兮蠻之人言語不相知
兮性命不可期吾苟死於茲兮率爾子僕來縱予兮吾與爾遨以嬉兮驂紫彪而乘文螭兮登
望故鄉而噓唏兮吾苟獲生歸兮爾子爾僕爾隨兮無以無侶悲兮道傍之冢累累兮多中土
之流離兮相與呼嘯而徘徊兮餐風飲露無爾飢兮朝友麋鹿暮猿與栖兮爾安爾居兮無為
厲於茲墟兮

六合十齡童子賊中尋弟記

林紓曰天下孝友之士有中必死之法而卒遂其不可償之願而獲全其間若有鬼神陰爲之相理終不可卒度亦僅委之於天而已如吾所聞六合十齡童子吳錫之冒萬死於賊中尋弟是也錫之爲道光時人長余過十歲不宜目之曰童子顧不稱童子則天賦孝友之性於人者不爲奇故仍稱以童子誌奇也童子名嘉祺字錫之世居江南之六合縣父永寬字敬夫母巴氏童子有兩弟曰嘉炘嘉佑敬夫爲邑諸生文采鴻麗江表之士多與納交率知名者咸豐三年稽寇陷金陵六合屹然孤懸江北爲賊之所必爭顧乃死守以阨賊衝城且下敬夫夫婦率其三子夜縋而出避賊於池河鎮鎮故有田則童子曾祖慶元公別業在焉池河屬皖之定遠必取道來安經滁州越關山道始達時遽賊四眼狗以十萬衆躪　北河南捻匪應之燄氣所及隨在糜碎賊酋李大受敵以衆至童子遇之於關山道舉家伏叢莽間賊過嘉炘竟不知所在敬夫夫婦大悲以嘉炘決冒賊刃以死賊中恒以槊貫嬰兒爲戲嘉炘甫五齡定不免顧遍覓陳尸無五歲兒形如嘉炘者知未死也既至池河收遺田五百餘畝幸遠賊鋒因恃耕而食顧父母念兒甚巴夫人尤痛不欲生日就癯慽童子曰弟亡毋決不生求生吾母者必得弟再請尋弟堅不許則竊錢四百而出巴夫人再失其愿子痛乃尤甚然無如何也時捻賊屯滁州

童子行乞將至滁夜中遺先道髣髴有白毫光導其前往往恒得道饑則擷取未熟之黍菽食之捦既竄宅於滁亦僞立官府不復遮殺行旅童子行乞滁中經年一日忽遇一士流於市驚曰若非吳氏兒耶何面目一似敬夫耶士流氏李爲敬夫友陷賊爲記室童子得父執遂瀝情告以尋弟而來李復驚曰然則若弟固在此矣先是嘉炘失其父母及其兄弟時方五齡作兒啼向賊求面其母爲賊將衛姓所得樂其幼慧而白皙恒以自隨賊中咸目曰衛氏兒也時衛方以能軍見賞於巨酋立躋僞職深以得兒爲祥出紅綿裹其身縱之遊行於賊中李以鄉音固稔其爲吳氏兒也及聞童子言則爲請之於衛衛以李方爲記室暱渠帥重違其請遣嘉炘與童子相見於壁門之外抱提大哭衛亦憐之資遣以歸兄弟突至拜其父母父母怪駭如接夢寐於是鄉里譁噪以爲吳氏兒果得弟歸矣嗚呼黃黎洲之萬里尋兄記爲其六世祖廷璽作也廷璽兄伯震私其妻子於道州無復友于之愛廷璽不忘其兄閒關求之顧長大非童子年也若錫之者固一童子耳以天賦之厚孝友至性空前絕後吾友趙次珊尙書方修清史余雖不文固將以此記請附孝義之傳因先具草還諸其家錫之娶汪氏無出以嘉炘子榮華嗣今有孫五人矣閩縣林紓記

秋室研經圖記

周禮天官大宰以經邦國註經法也釋名經經也如經路無所不通可常用也故儒有六經醫有內經即爲法而利於常用者漢書藝文志載黃帝內經十八篇不稱素問後漢張機傷寒論出始定今名晋皇甫謐就經中分素問九卷鍼經九卷與漢書十八篇數合後此靈樞出或謂即唐王冰改九靈之名爲靈樞杭世駿引隋書謂九靈別爲一書駁之聚訟紛紜均考訂家之言與醫道無涉夫張機醫之聖也既宗內經猶習儒者之必宗六經吾友浙西陸仲安先生以醫名京師治內經絕熟余云其名未之奇也前年第五子璈病瘰隱而且堅先生曰危候也治之經月瘰破而創平庚申秋璈復大病他醫誤校藥衄湧出數斗憊不自勝先生至曰殆矣然可爲也必四十日可愈日校參蓍各半斤凡三十餘日疾漸瘳見者咸橋舌然先生署案必引內經而下藥則與仲景傷寒論之分兩差重余曰醫者意也既得經意即可恣行若泥古患其不中於病寧遲而有待則病深而藥弗及猶危城坐困乃擁重兵弗進此湘東之援臺城賀蘭之坐視睢陽也至項羽之鉅鹿則破釜沈舟以前得勝着矣璈之病趙困鉅鹿時也君用經意而出之以神勇則璈之命實生於先生之筆端計無以報先生者然先生研經而得效因爲秋室研經圖以贈並爲之記俾世之如先生者固能用經意以活人也

讀文講義　十二　私立福州中醫專校

記女奴景事

陳廷敬

女奴景贅夫柴乙皆從予京師乙病景輿以歸及家而乙死既瘞景時節哭瘞所虎啣豕來熟睨景景哭極哀不見虎樵人遙見呼景景近虎尺許虎卒不傷也其家諸柴數逼景嫁不從朝夕虐酷之居二年愈匈匈環伺將奪之景承夜奔訴之縣道遇虎當路景趨過虎旁虎臥如故景抵邑門坐守至天明門開趨縣庭號訴縣令哀其情召諸柴數而箠之後令行案境中景遮道訴又數而箠之愈箠虐愈慘景非死無所之矣乃念乙死時言主家遇我厚我死終不能報主人恩甚恨之景於是提攜其九歲女六歲男泣涕匍匐乞食野宿走京師行五閱月而達記程二千里中多峻山大水水潦秋方盛深及腰腹以上景凡涉水則先負一兒抵岸再返負其一兒日數涉涉幾死者數矣蓋其艱如此至之日家人以告余詢之言歷歷感其事不禁泫然泣下左右觀者無不皆泣女奴微者耳名義所不責而能卓然自立使人感動如此此豈非出於其性者耶夫士大夫之行其大於此不可爲量數而能如景之出萬死一生而不變者誰哉或曰景習於主家蓋道義所薰染也夫士大夫豈無載籍師友耶而忠孝節烈之行往往存於椎魯僕婢至義足以馴猛獸誠足以濟生死百世之下將有聞而興起者豈以其微顯異哉故傳其事庸以告天下之爲君子者

清魏禧大鐵椎傳

大鐵椎不知何許人北平陳子燦與遇宋將軍家宋懷慶人工技擊人以其雄健呼宋將軍云宋弟子高倍之亦懷慶人多力射長子燦七歲少同學故嘗與過宋將軍時座上有健啖客貌甚寢右脅夾大鐵椎重四五十斤飲食拱揖不暫去柄鐵摺疊環複如鎖上鍊引之長丈許與人罕言語語類楚聲扣其鄉及姓字皆不荅既同寢夜半客曰吾去矣子燦見窗戶皆閉驚問信之曰客初至不冠不襪以藍手巾裹頭足纏白布大鐵椎外一物無所持而腰多金吾與將軍俱不敢問也子燦寐而醒客則鼾睡榻上矣一日辭宋將軍曰吾去矣將軍强留之乃曰吾嘗奪取諸響馬物不順者輒擊殺之衆魁請長其羣吾又不許是以讎我久居此禍必及汝今夜半方期我決鬬某所宋將軍欣然曰吾騎馬挾矢以助戰客曰止賊能且衆吾欲護汝則不快吾意宋將軍故自負且欲觀客所爲力請客客不得已與偕行將至鬬處送宋將軍登空堡上曰但觀之愼弗聲令賊知汝也時鷄鳴月落星光照曠野百步見人客馳下觱篥數聲頃之賊二十餘騎四面集步行負弓矢從者百許人一賊提刀縱馬奔客呼曰椎賊應聲落馬馬首盡裂衆賊環而進客從容揮椎人馬四面仆地下殺三十許人宋將軍屏息觀之股栗欲墮忽聞客大呼曰吾去矣地塵且起黑煙滾滾東向馳去後遂不復至論曰子房得力士椎秦皇帝

醫史科

《中国医史讲义》引言

《中国医史讲义》为福州中医专门学校教材之一，郑抡编，书中有多处眉批。全书148页，分为六章：第一章讲述上古医学之发源，第二章讲述中古医师之踵起，第三章为历代医官之建设，第四章讲述历代医政之施行，第五章为历代医书之流传，第六章为两汉以下名医列传。

私立福州中醫專校

中國醫史

閩侯鄭　掄邁庵編輯

緒論

醫之有史。雖曰近叙。其實非也。慨自李濂有醫史之作。推行不廣。吾國對於醫之一事。本末所在。無有以徵信於人者非一日矣。何也。古聖人重視民命。各將藥性病源。發明殆盡。垂之不朽。歷代帝王。視爲效驗卓著。特設專官以掌之。並將政令而實行之。甚而載籍留存。列與聖經賢傳並重。此當時軌道尙正。無有派別。因之研求斯學。代有傳人。四千餘年間。繼繼承承。各呈成績。俾閭閻昌熾。比戶安和。謂非醫學之功。曷克臻此。今則遷流所極。異學爭鳴。人心搖移。疑信參半。成爲一種流行病者。是何故也。吾以爲時至今日。大可悲矣。非將吾國醫之眞相。源源本本。詳見各家志乘者。畧仿史例。再裒一書。俾讀者觀感有資。知所興起。別無良法。茲幸吾醫校開學伊始。某也不揣孤陋。承乏其間。用敢據平日所得。採掇成篇。以公同好。耿耿此心。豈有他哉。所願者。抱殘守缺。力爲闡揚。或得挽狂瀾之一助焉。

第一章　上古醫學之發源

第一節

私立福州中醫專校

伏羲氏

帝王世紀伏羲氏仰觀象於天俯觀法於地觀鳥獸之文與地之宜近取諸身遠取諸物於是造書契以代結繩之政畫八卦以通神明之德以類萬物之情所以六氣六腑五臟五行陰陽四時水火升降得以有象百病之理得以類推乃嘗味百草而制九鍼以拯夭枉焉

路史伏羲氏察六氣審陰陽以養之身而四時水火升降得以有象百病之理得以有類於是嘗草治砭以制民疾而人滋信(註古者以砭後代以針高氏之山多砭此也)

按皇甫謐羅泌爲博學通儒對於醫藥兩事均斷自伏羲氏爲始必有根據故仍之

神農氏

史記三皇本紀補神農氏以赭鞭鞭草木始嘗百草始有醫藥

帝王世紀炎帝神農氏長於姜水始教天下耕種五穀以食之以省殺生嘗味草木宣藥療疾救夭傷人命百姓日用而不知著本草四卷

搜神記神農以赭鞭鞭百草盡知其平毒寒溫之性臭味所生以播百穀故號神農皇帝

外紀古者民有疾病未知藥石炎帝始味草木之滋察其寒溫平毒之性辨其君臣佐使之義嘗一日而遇七十毒神而化之遂作方書以療民疾而醫道自此始矣復察水泉甘苦令人知

鄭權中 漁仲著

私立福州中醫專校

所避就由是斯民居安食力而無夭札之患天下宜之

路史（羅泌）神農問於太乙小子曰上古之人壽過百歲後世不究天年而有殂落之咎獨何氣使然耶小子曰天有九門中道最良乃稽太始說玉冊磨蜃鞭茇察色腥嘗草木而正名之審其平毒旌其燥寒察其畏惡辨其君臣釐而正之以養其性命而治病一日之間而七十毒極含氣也病正四百藥三百六十有五著其本草過數乃亂命僦貸季理色脉對察和齊摩踵䀴告以利天下而人得以繕其生（註任述意云太原有神釜岡有神農嘗藥鼎又成陽山中有神農鞭藥處一曰神農原亦名藥草山中有紫陽觀云帝於此辨藥）

通志三皇紀炎帝神農嘗百草之時一日百死百生其所得三百六十物以應周天之數後世取傳爲書謂之神農本草又作方書以療時疾

黃帝

帝王世紀黃帝有熊氏命雷公岐伯論經脉旁通問難八十一爲難經教制九針著內外術經十八卷

路史黃帝有熊氏謂人之生也負陰而抱陽食味而被色寒暑盪之外喜怒攻之內夭昏凶札君民代有乃上窮下際察五氣立五運洞性命紀陰陽極咨於岐雷而內經作謹候其時著之

（素問）移精變氣論篇

玉版以藏靈蘭之室演倉穀推蹤曹命俞跗岐伯雷公察明堂究息脈謹候其時則可萬全命巫彭桐君處方盄餌湔澣刺治而人得以盡年

第二節

僦貸季

素問岐伯曰色脉者上帝之所貴也先師之所傳也上古使僦貸季理色脉而通神明合之金木水火土四時八風六合不離其常變化相移以觀其妙以知其要欲知其要則色脉是矣色以應日脈以應月常求其要則其要也夫色之變化以應四時之脉此上帝之所貴以合於神明也所以遠死而近生生道以長命曰聖王

路史神農命僦貸季理色脉對察和劑摩踵訛告以利天下而人得以繕其生（僦貸季岐伯祖之師也天師岐伯對黃帝云我於僦貸季理色脈已二世矣）

古今醫統僦貸季黃帝時人岐伯師也岐伯相爲問答著爲內經云

（靈樞）九鍼十二原第一篇

岐伯

靈樞經黃帝問於岐伯曰余子萬民養百姓而收其租稅余哀其不給而屬有疾病余欲勿使被毒藥無用砭石欲以微鍼通其經脈調其血氣榮其逆順出入之會令可傳於後世必明爲

之法。令終而不滅。久而不絕。易用難忘。爲之經紀。異其章。別其表裏。爲之終始。令各有形。先立鍼經。願聞其情。岐伯答曰。臣請推而次之。令有綱紀。始於一。終於九焉。

皇甫謐甲乙經序。黃帝咨訪岐伯。伯高。少俞之徒。內考五臟六腑。外綜經絡血氣色候。參之天地。驗之人物。本之性命。窮神極變。而鍼道生焉。

帝王世紀。岐伯黃帝臣也。帝使伯嘗味草木。典主醫病。經方本草素問之書咸出焉。

通志三皇紀。帝察五運六氣。乃著岐伯之問。是爲內經。或言內經後人所作。而本於黃帝。

內經序、岐伯爲黃帝之臣。帝師之問。醫著爲素問靈樞。總爲內經十八卷。唐大僕王冰次註。爲醫之祖書。脈理、病機、治法、針經、運氣、靡不詳盡。眞天生聖人。以贊化育之書也。今行世。

雷公

素問。黃帝坐明堂。召雷公而問之曰。子知醫之道乎。雷公對曰。誦而未能解。解而未能別。別而未能明。明而未能彰。足以治群僚。不足以治侯王。願得受樹天之度。四時陰陽合之。別星辰與日月光。以彰經術。後世益明。上通神農。著至教。擬於二皇。帝曰。善。無失之。此皆陰陽表裏。上下雌雄相輸應也。而道上知天文。下知地理。中知人事。可以常久。以教衆庶。亦不疑殆。醫道論篇。可傳後世。可以爲寶。雷公曰。請受道。諷誦用解。帝曰。汝受術誦書。若能覽觀雜學。及於比類通

私立福州中醫專校

合道理子務明之可以十全即不能知為世所怨雷公曰臣請誦脉經上下篇甚衆多矣別異比類猶未能以十全又安足以明之黃帝曰嗚呼遠哉閔閔乎若視深淵若迎浮雲視深淵尚可測迎浮雲莫知其際聖人之術為萬民式論裁志意必有法則循經守數按循醫事為萬民副故事有五過四德汝知之乎雷公避席再拜曰臣年幼小蒙愚以惑不聞五過與四德比類形名虛引其經心無以對黃帝在明堂雷公請曰臣受業傳之行教以經論從容形法陰陽灸刺湯藥所資行治有賢不肖未必能十全若先言悲哀喜怒燥濕寒暑陰陽婦女請問其所以然者卑賤富貴人之形體所從羣下通使臨事以適道術謹聞命矣請問有毚愚仆漏之問不在經者欲問其狀帝曰大矣

靈樞經雷公問於黃帝曰細子得受業通於九針六十篇旦暮勤服之近者編絕久者簡垢然尚諷誦弗置未盡解於意矣外揣言渾束為一未知所謂也夫大則無外小則無內大小無極高下無度束之奈何士之才力或有厚薄智慮褊淺不能博大深奧自强於學若細子細子恐其散於後世絕於子孫敢問約之奈何黃帝曰善乎哉問也此先師之所禁坐私傳之也割臂歃血之盟也子若欲得之何不齋乎雷公再拜而起曰請聞命於是矣乃齋宿三日而請曰敢問今日正陽細子願以受盟黃帝乃與俱入齋堂割臂歃血黃帝親祝曰今日正陽歃血傳方

案抏謂按摩而玩弄身體使調也毒熨謂毒病之處以藥物熨帖也荒(膏肓)爪幕(決其闌幕也)鑱石(針也)撟引(舉手)引身如熊顧鳥伸也
鑱仕咸反
撟九兆反
搦音匿
揲音舌 閱持也

私立福州中醫專校

致有背此言者反受其殃雷公再拜曰細子受之黃帝乃左握其手右受之書曰愼之愼之吾爲子言之凡刺之理經脉爲始營其所行知其度量內刺五藏外刺六府審察衛氣爲百病母調其虛實虛實乃止瀉其血絡血盡不殆矣雷公曰此皆細子之所以通未知其所約也黃帝曰夫約方者猶約囊也囊滿而弗約則輸泄方成弗約則神與弗俱雷公曰願爲下材者弗滿而約之黃帝曰未滿而知約之以爲工不可以爲天下師

古今醫統雷公爲黃帝臣姓雷名斆善醫有至教論藥性炮製二冊行世

俞跗（應劭曰黃帝將也）

史記扁鵲傳上古之時醫有俞跗治病不以湯液醴灑鑱石撟引案抏毒熨一撥見病之應因五藏之輸乃割皮解肌訣脉結筋搦髓腦揲荒爪幕湔浣腸胃漱滌五藏練精易形說苑上古之爲醫者曰俞跗俞跗之爲醫也搦腦髓束肓幕炊灼九竅而定經絡死人復爲生人故曰俞跗

韓詩外傳俞跗之爲醫也搦木爲腦芷草爲軀吹竅定腦死者復生

少俞

古今醫統少俞黃帝臣俞跗弟也醫術多與其兄同

巫彭

路史黃帝命巫彭桐君處方盄餌湔澣刺治而人得以盡年

桐君

陶宏景本草序桐君有採藥錄說其花葉形色藥對四卷論其佐使相須

古今醫統少師桐君爲黃帝臣識草木金石性味定三品藥物以爲君臣佐使撰藥性四卷及採藥錄紀其花葉形色論其相須相反及立方處治寒熱之宜至今傳之不泯

伯高氏

古今醫統伯高氏黃帝臣未詳其姓佐帝論脈經窮究義理附素問中

馬師皇

古今醫統馬師皇黃帝時醫也善識馬形氣生死治之即愈有龍下向之垂耳張口師皇曰此龍有病我能醫之乃鍼其唇及口中以甘草湯飲之而愈又數有龍出其陂師造而治之一旦爲龍負之而去莫知所之

鬼臾區

王冰素問註鬼臾區十世祖當神農之世說太始天元玉册今按文有十二篇

私立福州中醫專校

古今醫統鬼臾區黃帝臣未詳其姓佐帝發明五行詳論脈經有問對難經究盡義理以爲經論民到於今賴之

苗父

說苑上古之爲醫者曰苗父苗父之爲醫也以管爲席以芻爲狗北面而祝發十言耳諸扶而來者舉而來者皆平復如故（按韓詩外傳苗父又作弟父）

古今醫統苗父上古神醫古祝由科此其始也

巫妨

千金方上古有巫妨者立小兒顱顖經以占夭壽判疾病死生世相傳授始有小兒方焉（按巢氏巫妨作巫方）

第二章　中古醫師之踵起

第一節

陶唐氏

巫咸

世本巫咸堯帝時臣以鴻術爲堯之醫能祝延人之福愈人之病祝樹樹枯祝鳥鳥墜

私立福州中醫專校

商

伊尹

皇甫謐甲乙經序伊尹亞聖之才撰用神農本草以爲湯液

通鑑伊尹佐湯伐桀放太甲於桐宮閔生民之疾苦作湯液本草明寒熱溫凉之性酸苦辛甘鹹淡之味輕清重濁陰陽升降走十二經絡表裏之宜今醫言藥性皆祖伊尹著有湯液本草今行世

周

巫彭

古今醫統巫彭初作周醫官謂人惟五穀五藥養其病五聲五色視其生觀之以九竅之變參之以五臟之動遂用五毒攻之以藥療之

醫緩

左傳晉侯夢大厲被髮及地搏膺而踊曰殺余孫不義余得請於帝矣壞大門及寢門而入公懼入於室又壞戶公覺召桑田巫巫言如夢公曰何如曰不食新矣公疾病求醫於秦秦伯使醫緩爲之未至公夢疾爲二豎子曰彼良醫也懼傷我焉逃之其一曰居肓之上膏之下若我

私立福州中醫專校

何醫至曰疾不可爲也在肓之上膏之下攻之不可達之不及藥不至焉不可爲也公曰良醫也厚爲之禮而歸之六月丙午晉侯欲麥使甸人獻麥饋人爲之召桑田巫示而殺之將食張如厠陷而卒小臣有晨夢負公以登天及日中負晉侯出諸厠遂以爲殉

搜神記昔晉侯有疾漸重無能治者晉與秦國親姻之故聞秦有良醫發使往請秦王乃命緩速赴晉醫緩將至晉君夜夢二鬼相謂曰秦使醫緩來我等何逃若往必當有殺若去亦擭其死二途何適一鬼答曰此事何憂乎我等二人但居膏之上肓之下若我何一鬼又問何者爲膏肓而免此難答曰心上爲膏心下爲肓此處針灸不能及湯藥不能至二鬼相喜各居其處旬日醫至察其容候其脈良久歎曰此病不可療也其病在膏肓藥餌不可及針灸不能攻晉侯聞之嗟曰此良醫也今古罕有遂與百金令還本國晉侯不逾十日而薨矣

醫和

左傳晉侯有疾求醫於秦秦伯使醫和視之曰疾不可爲也是謂近女室疾如蠱非鬼非食惑以喪志良臣將死天命不祐公曰女不可近乎對曰節之先王之樂所以節百事也故有五節遲速本末以相及中聲以降五降之後不容彈矣於是有煩手淫聲慆堙心耳乃忘平和君子弗聽也物亦如之至於煩乃舍也已無以生疾君子之近琴瑟以儀節也非以慆心也天有六

私立福州中醫專校

氣。降生五味。發爲五色。徵爲五聲。淫生六疾。六氣、曰陰陽風雨晦明也。分爲四時。序爲五節。過則爲菑。陰淫寒疾。陽淫熱疾。風淫末疾。雨淫腹疾。晦淫惑疾。明淫心疾。女陽物而晦時。淫則生內熱惑蠱之疾。今君不節不時。能無及此乎。出告趙孟。趙孟曰。誰當良臣。對曰。主是謂矣。主相晉國。於今八年。晉國無亂。諸侯無闕。可謂良矣。和聞之。國之大臣。榮其寵祿。任其大節。有菑禍興。而無改焉。必受其咎。今君至於淫而生疾。將不能圖恤社稷。禍孰大焉。主不能禦。吾是以云也。趙孟曰。何謂蠱。對曰。淫溺、惑亂之所生也。於文皿蟲爲蠱。穀之飛亦爲蠱。在周易女惑男風落山。謂之蠱。皆同物也。趙孟曰。良醫也。厚其禮而歸之。

國語、平公有疾。秦景公使醫和視之。出曰。不可爲也。是謂遠男而近女。惑而生蠱。非鬼非食。惑以喪志。良臣不生。天命不祐。若君不死。必失諸侯。趙文子聞之曰。武從二三子。以佐君爲諸侯盟主。於今八年矣。內無苛慝。諸侯不二。子胡曰。良臣不生。天命不祐。對曰。自今之謂。和聞之曰。直不輔曲。明不規闇。拱木不生危。松柏不生埤。吾子不能諫惑。使至於生疾。又不自退而寵其政。八年之謂多矣。何以能久。文子曰。醫及國家乎。對曰。上醫醫國。其次疾人。固醫官也。文子曰。子稱蠱何實生之。對曰。蠱之慝。穀之飛實生之。物莫伏於蠱。蠱莫嘉於穀。穀與蠱伏。而章明者也。故食穀者。晝選男德。以象穀明。宵靜女德。以伏蠱慝。今君一之。是不饗穀而食蠱也。時不昭穀明而皿蟲也夫文蟲皿爲蠱吾是以云文子曰君其幾何對曰若諸侯服不過三年不服不過十年過是晉之殃也是歲也趙文子卒諸侯叛晉十年平公薨

醫竘

尸子醫竘未詳其姓春秋時人秦良醫有張子求療背疾謂之曰非吾背任君治之竘醫之即愈必有所委然後能有所任也

范蠡

古今醫統范蠡春秋時越王句踐之臣佐越王滅吳遂退身遨遊五湖有服餌之法可以度世並授孔安國等皆成地仙數百歲面如童顏醫藥濟人不取利所居處不二年致富棄其所積遷徙別居逾年而富人咸稱爲陶朱公

盧氏 矯氏、俞氏

列子力命篇楊朱之友曰季梁季梁得疾七日大漸其子環而泣之請醫季梁謂楊朱曰吾子不肖如此之甚汝奚不爲我歌以曉之楊朱歌曰天其弗識人胡能覺匪祐自天弗孽由人我乎汝乎其弗知乎醫乎巫乎其知之乎其子弗曉終謁三醫一曰矯氏二曰俞氏三曰盧氏診其所疾矯氏謂季梁曰汝寒溫不節虛實失度病由饑飽色欲精慮煩散非天非鬼雖漸可攻

湩音揀。汁也。

司馬貞索隱案舊說云上池水謂水未至地蓋承取露及竹木上水以和藥服之三十日當見鬼神也

方猶邊也言能隔墻見彼邊之人則眼通神也（扁鵲傳）

鄭即鄭縣名勃海無鄭縣

示語也除治也

也季梁曰衆醫也亟屏之俞氏曰汝始則胎氣不足乳湩有餘病非一朝一夕之故其所由來漸矣勿可已也季梁曰良醫也且食之盧氏曰汝疾不由天亦不由人亦不由鬼稟生受形既有制之者矣亦有知之者矣藥石其如汝何季梁曰神醫也重貺遣之俄而季梁之疾自瘳

長桑君

史記扁鵲傳扁鵲少時爲人舍長舍客長桑君過扁鵲獨奇之常謹遇之長桑君亦知扁鵲非常人也出入十餘年乃呼扁鵲私坐閒與語曰我有禁方年老欲傳與公公毋泄扁鵲曰敬諾乃出其懷中藥予扁鵲飲是以上池之水三十日當知物矣乃悉取其禁方書盡與扁鵲忽然不見殆非人也扁鵲以其言飲藥三十日視見垣一方人以此視病盡見五臟癥結特以診脈爲名耳

扁鵲

戰國策醫扁鵲見秦武王武王示之病扁鵲請除左右曰君之病在耳之前目之下除之未必已也將使耳不聰目不明君以告扁鵲扁鵲怒而投其石曰君與知者謀之而與不知者敗之使此知秦國之政也則君一舉而亡國矣

史記本傳扁鵲者勃海郡鄭人也姓秦氏名越人爲醫或在齊或在趙在趙者名扁鵲當晉昭

私立福州中醫專校

公時諸大夫强而公族弱趙簡子爲大夫專國事簡子疾五日不知人大夫皆懼於是召扁鵲扁鵲入視病出董安于問扁鵲扁鵲曰血脈治也而何怪昔秦穆公嘗如此七日而寤寤之日告公孫支與子輿曰我之帝所甚樂吾所以久者適有所學也帝告我晉國且大亂五世不安其後將霸未老而死霸者之子且令而國男女無別公孫支書而藏之秦策於是出夫獻公之亂文公之霸而襄公敗秦師於殽而歸縱淫此子之所聞今主君之病與之同不出三日必間間必有言也居二日半簡子寤語諸大夫曰我之帝所甚樂與百神遊於鈞天廣樂九奏萬舞不類三代之樂其聲動心有一熊欲援我帝命我射之中熊熊死有羆來我又射之中羆羆死帝甚喜賜我二笥皆有副吾見兒在帝側帝屬我一翟犬曰及而子之壯也以賜之帝告我晉國且世衰七世而亡嬴姓將大敗周人於范魁之西而亦不能有也董安于受言書而藏之以扁鵲言告簡子簡子賜扁鵲田四萬畝其後扁鵲過虢虢太子死扁鵲至虢宮門下問中庶子喜方者曰太子何病國中治穰過於衆事中庶子曰太子病血氣不時交錯而不得泄暴發於外則爲中害精神不能止邪氣邪氣積蓄而不得泄是以陽緩而陰急故暴蹶而死扁鵲曰其死何如時曰雞鳴至今曰收乎曰未也其死未能半日也言臣齊勃海秦越人也家在於鄭未嘗得望精光侍謁於前也聞太子不幸而死臣能生之中庶子曰先生得無誕之乎何以言太

子可生也扁鵲仰天歎曰夫子之爲方也若以管窺天以郄視文越人之爲方也不待切脈望色聽言寫形言病之所在聞病之陽論得其陰聞病之陰論得其陽病應見於大表不出千里決者至衆不可曲止也子以吾言爲不誠試入診太子當聞其耳鳴而鼻張循其兩股以至於陰當尚溫也中庶子聞扁鵲言目眩然而不瞚舌撟然而不下乃以扁鵲言入報虢君虢君聞之大驚出見扁鵲於中闕曰竊聞高義之日久矣然未嘗得拜謁於前也先生過小國幸而舉之偏國寡臣幸甚有先生則活無先生則棄捐塡溝壑長終而不得反言未卒噓唏服臆魂精泄橫流涕長潸忽忽承睞悲不能自止容貌變更扁鵲曰若太子病所謂尸蹷者也夫以陽入陰中動胃纏緣中經維絡別下於三焦膀胱是以陽脈下遂陰脈上爭會氣閉而不通陰上而陽內行下內鼓而不起上外絕而不爲使上有絕陽之絡下有破陰之紐破陰絕陽之色已廢脈亂故形靜如死狀太子未死也夫以陽入陰支蘭藏者生以陰入陽支蘭藏者死凡此數事皆五藏蹷中之時暴作也良工取之拙者疑殆扁鵲乃使弟子子陽厲鍼砥石以取外三陽五會有間太子蘇乃使子豹爲五分之熨以八減之齊和煮之以更熨兩脇下太子起坐更適陰陽但服湯二旬而復故故天下盡以扁鵲爲能生死人扁鵲曰越人非能生死人也此自當生者越人能使之起耳扁鵲過齊齊桓侯客之入朝見曰君有疾在腠理不治將深桓侯曰寡人

無疾扁鵲出桓侯謂左右曰醫之好利也欲以不疾者爲功後五日扁鵲復見曰君有疾在血脈不治恐深桓侯曰寡人無疾扁鵲出桓侯不悅後五日扁鵲復見曰君有疾在腸胃間不治將深桓侯不應扁鵲出桓侯不悅後五日扁鵲復見望見桓侯而退走桓侯使人問其故扁鵲曰疾之居腠理也湯熨之所及也在血脈鍼石之所及也其在腸胃酒醪之所及也其在骨髓雖司命無奈之何今在骨髓臣是以無請也後五日桓侯體病使人召扁鵲扁鵲已逃去桓侯遂死使聖人預知微能使良醫得蚤從事則疾可已身可活也人之所病病疾多醫之所病病道少故病有六不治驕恣不論於理一不治也輕身重財二不治也衣食不能適三不治也陰陽并藏氣不定四不治也形羸不能服藥五不治也信巫不信醫六不治也有此一者則重難治也扁鵲名聞天下過邯鄲聞貴婦人即爲帶下醫過雒陽聞周人愛老人即爲耳目痺醫來入咸陽聞秦人愛小兒即爲小兒醫隨俗爲變秦太醫令李醯自知伎不如扁鵲也使人刺殺之至今天下言脈者由扁鵲也

列子湯問篇魯公扈齊嬰二人有疾同請扁鵲求治扁鵲治之既同愈謂公扈齊嬰曰汝曩之所疾自外而干腑臟者固藥石之所已今有偕生之疾與體偕長今爲汝攻之何如二人曰願先聞其驗扁鵲謂公扈曰汝志強而氣弱故足於謀而寡於斷齊嬰志弱而氣強故少於慮而

陽手足三陽也五会
百会胸会聽会氣
臑会也
厲磨也砥音脈滑也
言五分之熨者謂
火之令温煖之氣入
五分也
減之劑者謂藥
之和所減有
並當時有此方

私立福州中醫專校

傷於專若換汝之心則均於善矣扁鵲遂飲二人毒酒迷死三日剖胸探心易而置之投以神藥既悟如初二人辭歸於是公扈反齊嬰之室而有其妻子妻子弗識齊嬰亦反公扈之室有其妻子妻子亦弗識二室因相與訟求辨於扁鵲扁鵲辨其所由訟乃已

子陽

古今醫統子陽扁鵲弟子號太子死扁鵲使子陽用厲鍼砥石以取三陽五會有間太子遂甦

子豹

古今醫統子豹扁鵲弟子號太子死扁鵲使子豹爲五分之熨八減之劑和煮之以熨兩脅下遂能起坐

鳳綱

神仙傳鳳綱者戰國時漁陽人常採百草花水漬之瓮（音縕）盛泥封自正月始迄九月末又取瓮埋之百日煎九火卒死者以藥納口中皆立活綱常服此藥至數百歲不老後入地肺山中仙去

文摯

呂氏春秋齊閔王疾使人之宋迎文摯文摯診王疾謂太子曰非怒則王疾不可治怒王則文摯死太子曰苟已王疾臣與母以死爭之願先生勿患也摯曰諾與太子期而往不當者三齊

私立福州中醫專校

王固已怒矣文摯至不解履登牀履王衣問疾王怒不與言文摯因出陋辭以重怒王王叱而起遂乃疾已王不悅果以鼎生烹文摯太子與母合爭之不得夫忠於平世易忠於濁世難也古今醫統文摯戰國時宋之良臣洞明醫道兼能異術龍叔子有疾文摯令背明而立從後覰之曰吾見子之心方寸之地虛矣治之遂愈

崔文子

列仙傳崔文子泰山人世好黄老自言三百歲賣藥都市後作黄散赤丸民間疫氣死者萬計凡經文子與散飲之即活後至蜀中賣藥蜀人望之如神仙云

第三章　歷代醫官之建設

古者天子諸侯皆設官以掌醫事歷代相承勿替各有名稱今特就其可考者揭之如左

周

周禮天官之屬有醫師上士二人下士二人府二人史二人徒二十人食醫中士二人疾醫中士八人瘍醫下士八人獸醫下士四人

秦

通典秦有太醫令丞主醫藥按秦時又有侍醫見史記刺客傳

私立福州中醫專校

前漢

漢書百官公卿表奉常屬官有太醫令丞少府屬官有太醫令丞

漢官儀太醫令周官也秩二千石丞三百石

太平御覽少府太醫令丞屬員多至數百人　按漢時又有太醫監見漢書外戚傳又有侍醫見王嘉傳貢禹傳及藝文志

後漢

後漢書百官志太醫令一人秩六百石藥丞方丞各一人

通典漢有醫工長　按後漢有尙藥監見後漢書蓋勳傳又通典漢太醫令丞屬少府魏因之

晉

晉書職官志宗正統太醫令史及渡江哀帝省幷太常太醫以給門下省按令史疑令丞之誤因晉制沿漢魏之舊無改革也

南宋

宋書百官志太醫令一人丞一人醫起部亦屬領軍

南齊

資治通鑑齊有御師。按此齊明帝建武元年事也。

南梁

隋書百官志梁門下省置太醫令又太醫二丞中藥藏丞爲三品勳一位。

南陳

册府元龜尚藥自梁以降皆太醫兼其職陳如梁制。按梁時又有太醫正見北史姚僧坦傳。

北魏

魏書官氏志太醫博士從第七品下太醫助教從第九品中。按北魏有太醫令見魏書藝術傳又有侍御師見徐謇傳及汪顯傳魏制太醫令屬太常掌醫藥而門下省別有尚藥局見通鑑注。（詳注）

北齊

册府元龜北齊門下省統尚藥局有典御二人侍御師四人尚藥監四人總御藥之事。

隋書百官志北齊太常屬官有太醫令丞又有尚藥局丞二人中侍中省有中尚藥典御及丞各二人。

北周

通典北周正四命天官太醫小醫等下大夫正三命天官小醫醫正瘍醫正瘍醫等下士按北周又有主藥六人見孫逢吉職官分記

隋、

隋書百官志高祖置門下省統尚藥局典御二人侍御醫直長各四人醫師四十人太常統太醫署令二人丞一人太醫署有主藥二人醫師二百人藥園師二人醫博士二人助教二人按摩博士二人呪禁博士二人煬帝分門下爲殿內省統尚藥局置奉御二人正五品直長貳之正七品又有食醫員尚藥直長四人及侍御醫司醫醫佐太醫署又置醫監五人正五人藥藏局監丞各二人又有侍醫四人典醫丞二人

唐。

新唐書百官志太醫署令二人從七品下丞二人醫監四人並從八品下醫正八人從九品下醫師二十人醫工一百人醫生四十人典藥二人

舊唐書職官志殿中省有尚藥局奉御二人正五品下直長四人正七品下書史四人侍御醫四人從六品下主藥十二人藥童三十人司醫四人正八品上醫佐八人正八品下按摩師四人呪禁師四人

私立福州中醫專校

唐六典。太醫署有府二人。史四人。主藥八人。藥童二十四人。藥園師二人。藥園生八人。掌園四人。醫師二十人。醫工百人。醫生四十人。典藥一人。鍼工二十人。鍼生二十人。按摩工五十六人。按摩生十五人。呪禁工八人。呪禁生十人。

五代

文獻通考。五代時有翰林醫官使。

宋

宋史職官志。掌藥局。屬殿中省。有典御。有奉御。有醫師。太常寺。太醫局有令。有丞。有教授。有九科醫生三百人。南渡後改爲太醫局。局生一百人。

文獻通考。宋制翰林醫官院使副各二人。直院四人。掌藥。奉御六人。醫官。醫學。祗候。無定員。其醫官有和安。成和。成安等大夫。爲從六品。成全。平和。保安等大夫。及翰林良醫。爲正七品。和安成和。成安。成全。保和。保安等郎。及太醫局令。翰林中之醫官。醫正。醫效。醫痊。爲從七品。主管太醫局。及翰林醫愈。醫證。醫診。醫候。爲從八品。太醫局丞。爲正九品。翰林醫學。爲從九品。又有醫官使副使。按宋時又有御藥院。見續資治通鑑長編。

遼

遼史百官志北面局官職名有太醫局南面官翰林醫院有翰林醫官

金

金史百官志太醫院提點正五品使從五品副使從六品判官從八品管勾從九品隨科至十人設一員又有正奉上太醫副奉上太醫長行太醫御藥院提點從五品直長正八品都監正九品同監從九品

元

元史百官志太醫院秩正二品院使十二員同知三員正三品僉院二員從三品同僉二員正四品院判二員正五品經歷二員正七品令史八人譯史二人知印二人通事二人宣使七人醫學提舉司秩從五品領各處醫學提舉一員副使提舉一員官醫提舉司秩從六品提舉一員同提舉一員副提舉一員於河南浙江江西湖廣陝西五省各立一司餘省設太醫散官分十五階保宜保康大夫爲從三品保安保和大夫爲正四品保順大夫爲從四品保冲大夫爲正五品保全郎爲從五品成安郎爲正六品保和郎爲從六品成全郎爲正七品醫正郎爲從七品醫效醫候郎爲正八品醫痊醫愈郎爲從八品　按元代又有典醫監及御藥院諸職皆旋置旋廢

明

明史職官志太醫院院使一人正五品院判二人正六品御醫十八人吏目十人生藥庫惠民藥局各大使一人副使一人

清

大淸會典太醫院院使一人左右院判各一人其屬御醫十五人吏目三人醫士四十人醫員三十人醫生二十六人

第四章　歷代醫政之施行

按路史神農命僦貸季理色脈對察和劑摩踵訰告以利天下而人得以繕其生此卽吾國醫政之嚆矢也上古民智未開多以疾病爲鬼神所祟祈禱療法居多藥物療法甚少故常以巫醫並握治病之權至周而方有醫政可舉秦漢以降皆設專官掌之唐代始分專科宋代最爲普遍元代範圍畧小明代尙有醫政淸則視爲技術之一專供政府之用矣茲畧述之如左

周

周官醫師掌醫之政令聚毒藥以供醫事凡邦之有疾病者有疕瘍者造焉則使醫分而治之歲終則稽其醫事以制其食十全爲上十失一次之十失二次之十失三次之十失四爲下文

有食醫掌天子之飲饍疾醫掌民間之內病瘍醫掌民間之外病獸醫療牲畜之疾其設置在昔爲完備矣

秦

秦以太醫令掌全國之醫藥侍醫掌君主之醫藥蓋周衰以後秦之醫術最良故左傳載晉侯之求醫多在秦也

漢魏六朝

漢魏六朝於醫政雖無表見而官制則漸著前漢以屬奉常之太醫掌國家醫事屬少府之太醫掌皇室醫事侍醫以治人主之疾病後漢又分少府之太醫丞爲醫藥兩職一主醫方一主藥物六朝合兩太醫爲一而爲設尙藥局以掌人主之醫藥蓋供奉君主之事多而整理民間之事少矣

唐

唐制踵隋而益詳更以醫事教授諸生以本草甲乙脉經分而爲業一曰體療二曰瘡腫三曰少小四曰耳目口齒五曰角法鍼博士掌教鍼生以經脉孔穴按摩博士掌教導引之法以除疾損傷折跌者正之咒禁博士掌教咒禁祓除爲厲者齋戒以受焉又設樂園以研究藥草之

培植法。蓋至此而醫學始有專科教育矣。

五代

五代以翰林醫官使掌之，其詳不可考。

宋

宋於太醫院設九科，學生三百人。內中大方脈一百二十人，風科八十人，小方脈二十人，眼科二十人，瘡腫兼折瘍二十人，產科十人，口齒咽喉科十人，鍼灸科十人，金鏃兼書禁科十人。大方脈以素問、難經、傷寒論、巢氏病源爲必修之學。小方脈以難經、巢氏病源、太平聖惠方爲必修之學。考試命題分墨義、脈義、大義、論方、假令、運氣六類，歲終會其全失而定賞罰。又於諸州縣均設官醫及教授諸職。以太醫院掌醫之教育，翰林醫官院掌醫之政令，御藥院掌皇室之醫事。醫官之成績優者，得升轉爲普通官職。蓋當時醫術爲人主之所好，故能普遍全國，而爲最盛之時也。

元

元以御藥院掌皇室之醫事，太醫院掌尋常之醫事。又於各省設醫學提舉司，統轄各路之醫學提舉及各種考驗之事。其種類分大方脈科、小方脈科、風科、產科、眼科、口齒科、咽喉科、正骨科瘡腫科鍼灸科祝由科禁科其合試經書則素問難經聖濟總錄本草千金方各州縣之願報考者三年一試周以八月中選者以來春二月赴大都應試焉

明

明以國家醫事幷屬於太醫院分大方脈小方脈婦人瘡瘍鍼灸眼口齒接骨傷寒咽喉金鏃按摩祝由十三科以素問難經本草脈經脈訣及本科緊要方書爲教授擇醫家子弟學習補官又選外省名醫授以官職一體陞轉蓋太醫院至元代方爲獨立之官署至明方爲統轄全國之醫事也

清

清仍明制以太醫院掌醫之政令率其屬以供醫事分大方脈小方脈傷寒科婦人科瘡瘍科鍼灸科眼科口齒咽喉科正骨科全院官士皆分科習業各省民醫及舉貢生監有職銜人通醫理者亦可由外省長官保入太醫院考試授以官士之職凡考試醫士醫生本院堂官須於素問難經本草脈訣及本科方藥內出題蓋至此而太醫院幾純爲供奉人主之用於教育考核之道少矣

第五章　歷代醫書之流傳

吾國醫藥遺書不去於秦代羲農正業得以弗墜亦云幸矣考漢書藝文志醫經七家二百一十六卷經方十一家二百七十四卷當時古書尚有流傳者隋志醫方二百五十六部四千五百一十三卷唐志明堂經脈類一十六家三十五部二百三十一卷醫術六十四家一百二十部四千四十六卷宋三朝志經脉四十六部一百四十卷醫術一百九十一部二千九十九卷兩朝志經脉二十九部四十五卷醫術八十四部二百二十六卷四朝志醫書類三十六部二百九卷中興志醫書類一百七十九家二百九部一千二百五十九卷宋史藝文志醫書類五百九部三千三百二十七卷遼金元三史不立藝文志散見各紀傳中明史藝文志醫書類六十八部一千六十四卷歷代卷帙繁多迭經衰亂不克全書流傳良爲可惜茲特就其名目可攷者錄之如左

黃帝素問二十四卷　鼂氏曰昔人謂素問者以素書黃帝之問答言素書也唐王砅注謂漢藝文志有黃帝內經十八卷素問即其經之九卷兼靈樞九卷迺其數焉先是第七亡逸砅時始獲乃詮次注釋凡八十一篇分二十四卷今又亡刺法本論二篇砅自號啓元子醫經之傳於世者多矣原百病之起愈者本乎黃帝辯百藥之味性者本乎神農湯液則稱伊尹三人皆古聖人但憫世疾苦剏著書以垂後而世之君子不察乃以爲賤技恥習之由此故今存醫書

私立福州中醫專校

多庸人治之失理以生爲死者甚衆激者至云有病不治常得中醫豈其然乎敘予錄醫頗詳隋志以此書爲首今從之陳氏曰黃帝與岐伯問答三墳之書無傳久矣此固出於依託要是醫書之祖也唐太僕令王冰自號啓玄子按漢志但有黃帝內外經至隋志乃有素問之名又有全元起素問注八卷嘉祐中光祿卿林億國子博士高保衡等詔校定補注亦頗采元起之說附見其中其爲篇八十有一王砅者寶應中人也

靈樞經九卷晁氏曰王砅謂此書即漢志黃帝內經十八卷之九也或謂好事者於皇甫謐所集內經倉公論中抄出之名爲古書也未知孰是

呂楊注八十一難經五卷晁氏曰秦越人撰吳呂廣注唐楊元操演越人渤海人家於盧授技桑君秘術洞明醫道世以其與黃帝時扁鵲相類乃號之爲扁鵲采黃帝內經精要之說凡八十一章以其爲趣深遠未易了解故名難經元操編次爲十三類　陳氏曰漢志亦但有扁鵲內外經而已隋志始有難經唐志遂屬之越人皆不可考難當作去聲讀

丁德用注難經五卷晁氏曰德用以楊元操所演甚失大義因改正之經文隱奧者繪爲圖德用濟陽人嘉祐末其書始成　陳氏曰序言太醫令呂廣重編此經而楊元操復爲之註覽者難明故爲補之且間爲之圖首篇爲診候最詳凡二十四難蓋脈學自扁鵲始也

虞庶注難經五卷　鼂氏曰皇朝虞庶註庶仁壽人寓居漢嘉少爲儒已而棄其業習醫爲此書以補呂楊所未盡黎泰辰治平間爲之序

金匱玉函經八卷　鼂氏曰漢張仲景撰晉王叔和集設答問雜病形證脈理參以療治之方仁宗朝王洙得於館中用之甚效合二百六十二方　陳氏曰林億等校正此書王洙於館閣蠹簡中得之曰金匱玉函要畧方上卷論傷寒中論雜病下載其方并療婦人乃錄而傳之今書以逐方次於證候之下以便檢用其所論傷寒文多缺畧故但取雜病以下止服食禁忌二十五篇二百六十二方而仍其舊名

仲景傷寒論十卷　鼂氏曰漢仲景述晉王叔和撰次按名醫錄云仲景南陽人名機仲景其字也舉孝廉官至長沙太守以宗族二百餘口建安紀年以來未及十稔死者三之二而傷寒居其七乃著論二十二篇證外合三百九十七法一百一十二方善醫者或云仲景著傷寒論誠不刊之典然有大人之病而無嬰孺之患有北方之藥而無南方之治此其所闕者蓋陳蔡以南不可用柴胡白虎二湯治傷寒其言極有理陳氏曰其文辭簡古奧雅又名傷寒卒病論凡一百一十二方古今治傷寒者未有能出其外者也

脈經三卷　鼂氏曰題云黃帝撰論診脈之要凡二十一篇

私立福州中醫專校

王叔和脈經十卷　鼂氏曰晉王叔和撰按唐甘伯宗名醫傳曰叔和西晉高平人性度沉靖博通經方精意診處尤好著述其書纂岐伯華陀等論脉要訣所成叙陰陽表裡辨三部九候分人迎氣口神門條十二經二十四氣奇經八脈五藏六腑三焦四時之病纖悉備具咸可按用凡九十七篇皇朝林億等校正

脈訣一卷　鼂氏曰題曰王叔和皆歌訣鄙淺之言後人依託者然最行於世

脈訣機要三卷脈要新括一卷　陳氏曰通眞子撰不著名氏熙甯以後人也以叔和脈訣有䫳硊鄙俗處疑非叔和作以其不類故也乃作歌百篇按經注又自言常爲傷寒括要六十篇其書未之見

巢氏病源候論五卷　鼂氏曰隋巢元方等撰元方大業中被命與諸醫共論衆病所起之源皇朝舊制監局用此書課試醫生昭陵時詔校本刻牘頒行宋綬爲序　陳氏曰元方隋太醫博士其書惟論病證不載方藥今按千金方諸論多本此書業醫者可以參考

雷公炮炙三卷　鼂氏曰宋雷斅撰胡洽重定述百藥性味炮熬煮炙之方其論多本之於乾甯晏先生斅稱內究守國安正公當是官名未詳

天元玉策三十卷　鼂氏曰啓元子撰即唐王砅也書推五運六氣之變唐人物志云砅仕至

私立福州中醫專校

太僕令年八十餘以壽終

金寶鑑三卷　龍氏曰衛嵩撰嵩仕至翰林博士崇文總目云不詳何代人述脈候徵驗要妙之理

寶藏暢微論三卷　龍氏曰五代軒轅述撰青霞君作寶藏論三篇著變煉金石之訣既詳其未善因刊其謬誤增其闕漏以成是書故曰暢微時年九十實乾亨二年也

聖濟經十卷　龍氏曰徽宗皇帝製因黃帝內經探天人之賾原性命之理明營衛之清濁究七八之盛衰辨逆順之盈虛爲書十篇凡四十二章　陳氏曰辟雍學生昭武吳禔注

通眞子傷寒訣一卷　龍氏曰題曰通眞子而不著名氏用張長沙傷寒論爲歌詩以便覽者脉訣之類也

醫門玉髓一卷　陳氏曰不知作者皆爲歌訣論五臟六腑相傳之理

傷寒百問三卷　龍氏曰題曰無求子大觀初所著

醫經正本書一卷　陳氏曰知進賢縣沙隱程迥可久撰專論傷寒無傳染以救薄俗骨肉相棄絕之弊

運氣論奧三卷　龍氏曰宋朝劉溫舒撰溫舒以素問氣運最爲治病之要而答問紛揉文辭

古奥讀者難知因爲三十論二十七圖上於朝

五運指掌賦一卷 陳氏曰葉玠撰

脈粹一卷 鼂氏曰宋朝龐世基撰世基常閱素問及歷代醫經患其難知因綴緝成一篇治平中、姚誼序之

南陽活人書二十卷 鼂氏曰宋朝朱肱撰序謂張長沙傷寒論其言雅奥非精於經絡者不能曉會頃因投閑設其對問補苴綴緝僅成卷軸作於己巳成於戊子計九萬一千三百六十八字 陳氏曰肱以仲景傷寒方論多以類聚爲之問答本號無求子傷寒百問方有武夷張藏作序易此名仲景南陽人而活人者本華陀語肱吳興人秘丞臨之子中書舍人服之弟登第仕至朝奉郎直秘閣

傷寒微指論二卷 陳氏不著作者姓氏序言元祐丙寅必當時名醫也其書頗有發明

傷寒證治三卷 鼂氏曰宋朝王實編實謂百病之急無踰傷寒故畧舉病名法及世名醫之言爲十三篇總方百四十六首或云潁州人官至外郎龐安常之弟也

傷寒救俗方一卷 陳氏曰淮海羅適正之尉桐城民俗惑巫不信藥因以藥施人多愈遂以方書召醫參校刻石以救迷俗紹興中有王世臣彥輔者序之以傳

私立福州中醫專校

補注神農本草二十卷　鼂氏曰宋朝掌禹錫等補注舊說本草經神農所作而藝文志所不
載平帝紀詔舉知方術本草者本草之名蓋起於此梁七錄載神農本草三卷書中有後漢郡
縣名蓋上古未著文字師學相傳至張機華陀始爲編述嘉祐初詔禹錫與林億蘇頌張洞等
爲之補注以開寶本草及諸家參校采拾遺逸刊定新舊藥名一千八十二種總二十卷
大觀本草三十一卷　陳氏曰唐慎微撰不知何人仁和縣尉艾晟作序名曰經史證類本草
按本草之名始見漢書平帝紀樓護傳舊經止一卷藥三百六十五種陶隱居增名醫別錄亦
三百六十五種因注釋爲七卷唐顯慶又增一百十四種廣爲二十卷謂之唐本草開寶中又
益一百三十三種蜀孟昶又嘗增益謂之蜀本草及嘉祐中掌禹錫林億等再加校正更爲補
注以朱墨書爲之別凡新舊藥一千八十二種蓋亦備矣今慎微頗復有所增益而以墨蓋其
名物之上然亦殊不多也　石林葉氏曰神農本草初但三卷所載甚略議者考其記出產郡
名以爲東漢人所作梁陶隱居始增修爲七卷然陶氏不至東北其論證多謬語唐顯慶中蘇
恭請重脩於是命長孫無忌等廣定遂爲二十卷亦未盡也自是僞蜀韓保昇與術家各自補
緝辨證者不一開寶中別加詳定嘉祐初復詔掌秘監禹錫蘇魏公諸人再論次遂大備蓋神
農本草外雜取他書凡十六家云

私立福州中醫專校

圖經本草二十卷目錄一卷 鼂氏曰宋朝蘇頌等撰先是詔掌禹錫林億等六人重校神農本草累年成書奏御又詔郡縣圖上所產藥本用永徽故事重命編述於是頌再與禹錫等裒集衆說類聚詮次各有條目云嘉祐六年上（嘉祐宋仁宗年號）

本草廣義二十卷 鼂氏曰皇朝寇宗奭編以本草二部著撰之人或執用已私失於商確併考諸家之說參之事實覈其情理證其脫誤以成此書 陳氏曰其書引援辨證頗可觀采

紹興校定本草二十二卷 陳氏曰醫官王繼先等奉詔撰紹興二十九年上（宋高宗年號）

子午經一卷 鼂氏曰題云扁鵲撰論鍼砭之要成歌詠蓋後人所依託者

銅人鍼灸圖三卷 鼂氏曰皇朝王惟德撰仁宗嘗詔惟德考次鍼灸之法鑄銅人爲式分臟腑十二經旁注兪穴所會刻題其名并爲圖法并主療之術刻板傳於世夏竦爲序明堂者謂雷公問道黃帝授之故名云

私立福州中醫專校

明堂鍼灸圖三卷　鼂氏曰題曰黃帝論人身俞穴及灼灸禁忌

存眞圖一卷　鼂氏曰皇朝楊介編崇寧間泗洲刑賊於市郡守李夷行遣醫并畫工往見抉膜摘膏肓曲折圖之盡得纖悉介較以古書無少異者比歐希範五臟圖過之遠矣實有益醫家也王莽時捕得翟義黨王孫慶使太醫尚方與巧屠共刳剝之量度五臟以竹筳導其脉知所終始云可以治病亦是此意

膏肓灸法二卷　陳氏曰清源莊綽季裕集

點烙三十六黃經一卷　鼂氏曰更不著撰人唐世書也國史補云自茗飲行於世世人不復病黃癘

千金方三十卷　鼂氏曰唐孫思邈撰思邈博通經傳洞明醫術著用藥之方診脉之訣鍼灸之穴禁咒之法以至導引養生之要無不周悉後世或能窺其一二未有不爲名醫者然議者頗恨其獨不知傷寒之數云　陳氏曰自爲之序名曰千金備急要方以爲人命至重有貴千金一方濟之德踰於此其前類例數十條林億等新纂

千金翼方三十卷　鼂氏曰思邈著千金方復掇集遺軼以羽翼其書成一家之言林億等謂首之以藥錄次之以婦人傷寒小兒食性辟穀退居補益雜病瘡癰色脈鍼灸而禁經終焉皆

私立福州中醫專校

有指意云　陳氏曰其末兼及禁術用之多驗
外臺秘要方四十卷　鼂氏曰唐王燾撰燾在臺閣二十年久知洪文館得古方書數千百卷因述諸病證候附以方藥符禁灼灸之法凡一千一百四門天寶中出守房陵及太寧郡故以外臺名其書孫兆以燾謂鍼能殺生人不能起死人取灸而不取鍼譏其爲醫之蔽予獨以其言爲然　陳氏曰自爲序天寶十一載也其書博采諸家方論如肘後千金世尙多有之至小品深師崔氏許仁則之類今無傳者猶間見於此書云凡醫書之行於世者皆仁廟朝所校定也按會要嘉祐二年置校正醫書局於編修院以直集賢院掌禹錫林億校理張洞校勘蘇頌等並爲校正後又命孫奇高保衡孫兆同校正每一書畢即奏上億等皆爲序下國子監板行並補注本草修圖經千金方翼方金匱要畧傷寒悉從摹印天下皆知學古方書矣
產寶二卷　鼂氏曰唐昝殷撰蜀人大中初白敏中守成都其家有因娩亂死者訪問名醫或以殷對敏中迎之殷集驗方藥二百七十八首以獻其後周頲又作三論附於前
龍樹眼論三卷　鼂氏曰佛經龍樹大士者能治眼疾假其說集治七十二種目病之方
太平聖惠方一百卷　鼂氏曰太宗皇帝在潛邸日多蓄名方異術太平興國中內出親驗者千餘首乃詔醫局各上家傳方書命王懷隱王祐鄭彥陳昭遇校正編類各篇首著其疾證淳

化初書成御製序引。
慶曆善救方一卷。兩朝藝文志詔以福州奏獄醫林士元藥下蠱毒人以獲全錄其方令國
醫類集附益八年頒行。
皇朝簡要濟衆方五卷。兩朝藝文志皇祐中仁宗謂輔臣曰外無善醫民有疾疫或不能救
療其令太醫簡聖惠方之要者頒下諸道仍敕長史按方劑以拯濟令醫官使周應編以爲此
方三年頒行。
太醫局方十卷。晁氏曰元豐中詔天下高手醫各以得效秘方進下太醫局驗試依方製藥
鬻之仍模本傳於世。
和劑局方十卷。晁氏曰大觀中詔通醫刊正藥局方書閱歲書成校正七百八字增損七十
餘方。陳氏曰庫部郎中陳師文等校正凡二十一門二百九十一方其後時有增補
王氏博濟方五卷。晁氏曰皇朝太原王衮撰慶曆間因官滑臺暇日出家藏七十餘方擇其
善者爲此書名醫云其方用之無不效如草還丹治大風太乙丹治鬼胎尤奇驗
藥準一卷。陳氏曰潞公文彥博寬夫撰所集方才四十首以爲依本草而用藥則有準故以
此四十方爲處方用藥之準也。

沈存中良方十卷　龍氏曰皇朝沈括存中撰存中博學通醫術類其經驗方成此書用者多驗或以蘇子瞻論醫藥雜說附之　陳氏曰不知何人所錄其間辨雞舌香一段言靈苑所辯猶有未盡者館閣書目別有沈氏良方十卷蘇沈良方十五卷而無靈苑方

靈苑二十卷　龍氏曰亦存中編本朝士夫如高若訥林億孫奇龐安常皆以善醫名世而存中尤善方書此書所載多可用

孫氏傳家秘寶方三卷　陳氏曰尚藥奉御太醫令孫用和集其子殿中丞兆皆以醫名自昭陵時迄於熙豐無能出其右者元豐八年兆弟宰爲河東漕屬呂惠卿帥幷從宰得其書序而刻之自言爲思邈之後龍氏讀書志作孫尚秘寶方十卷

養生必用方十六卷　龍氏曰皇朝虞世撰序謂古人醫經行於世者多矣所以別著者古方分劑與今銖兩不侔用者頗難此方其證易詳其法易用苟尊文爲治雖不習之人亦可無求於醫也虞世本朝士一旦削髮爲僧與十交遊從甚密

尊生要訣二卷　陳氏曰卽初虞世四時常用要方有廬山陳淮者復附益焉

楊子護命方五卷　通神論十四卷　龍氏曰皇朝楊退修撰以岐伯論五運六氣以治百病後世通之者惟王砅一人而已然猶於遷變行度莫知其始終次序故著此方論云

私立福州中醫專校

龐氏家藏秘寶方五卷。陳氏曰。蘄水龐安時安常撰。時以醫名世。所著書傳於世者。惟傷寒而已。此書南城吳炎晦父錄以見遺。山谷黃氏龐安常傷寒論後序。安常自少善醫方。為人治病處。其生死多驗。名傾江淮諸醫。然為人任俠。鬬雞走狗。蹴踘擊毬。少年豪縱事。無所不為。博奕音技。一工所難。而兼能之。家富多後房。不出戶、而所欲得。人之以醫聘之也。皆多陳其所好。以順適其意。其來也。病家如市。其疾已也。君脫然不受。謝而去之。中年乃屏絕戲弄。閉門讀書。自神農黃帝經方扁鵲八十一難。靈樞甲乙葛洪所綜緝百家之言。無不貫穿。其簡策紛錯。黃素朽蠹。先師或失其讀。學術淺陋。私智穿鑿。曲士或竄其文。安常悉能辯論發揮。每用以視病。如是而生。如是而不治。幾乎十全矣。然人以病造之。不擇貴賤貧富。便齋曲房。調護以寒暑之宜。珍膳羹饘。時節其饑飽之度。愛其老而慈其幼。如痛在己也。未嘗輕用人之疾。嘗試其所不知之方。蓋其輕財如糞土。而樂義耐事。如慈母而有常。似秦漢間游俠。而不害人。似戰國四公子。而不爭利。所以能動而得意。起人之疾。不可縷數。他日過之。未嘗有德色。其所論著傷寒論。多得古人不言之意。其所師用。而得意於病家之陰陽虛實。今世所謂良醫。十不得其五也。余始欲掇其大要。論其精微。使士大夫稍知之。適有心腹之疾。未能卒業。然嘗未游其庭者。雖得吾言而不解。若有意於斯者。讀其書自足攬其精微。故特著其行事。以為後序云。其前序海上道人諸爲之故虛右以待 宛邱張氏跋傷寒論曰張仲景傷寒論論病處方纖悉必具又爲之增損進退之法以預告人嗟乎仁人之用心哉且非通神造妙不能爲也安常又竊憂其有病證而無方者續著爲論數卷用心爲術追儗古人淮南謂安常能與傷寒說話豈不信哉

錢氏小兒方八卷 晁氏曰皇朝錢乙仲陽撰神宗時擢太醫丞於書無所不窺他人勤勤守苦彼獨度越縱舍卒能與法合尤邃本草多識物理辯正闕誤最工療嬰孺病年八十二終閻季忠方附其後

錢氏小兒藥證眞訣三卷 陳氏曰錢仲陽撰閻季忠集上卷言證中卷敘嘗所治病下卷爲方季忠亦頗附以已說且以劉斯立所作仲陽傳附於末宣和元年也

嬰童寶鑑十卷 晁氏曰題曰棲眞子不著姓名錄世行應驗方成此書

小兒靈秘方十三卷 晁氏曰不題撰人辯小兒疾證及治療之方多爲歌訣

小兒玉訣一卷 晁氏曰未詳撰人名氏爲韻語以記小兒疾證治法二十三

醫說十卷 陳氏曰新安張杲季明撰

食治通說一卷 陳氏曰東號婁居中撰臨安藥肆金藥臼者有子登第以恩得初品官趙忠定丞相跋其後書凡十六篇大要以食治則身治此上工醫未病之一術也 趙丞相序畧曰

私立福州中醫專校

君自幼業醫至是歴八十一寒暑矣錢唐行都多貴人君未嘗出謁攀相王侯之家屢迎之不可致每旦肩輿至藥肆羣兒已四集悲啼叫號嚻然滿室君皆調護委曲坐良久徐起枚視之一以至十先後爲序輒爲言兒本無疾愛之者害之也如言兒下利時爲脾虛乳食過傷所致惟苦節其乳食微以藥丸藥溫其胃即愈矣而愛之者曰兒數利氣且乏非強食莫能補其所喪於是胃虛不能攝化其氣重傷矣丸弗効增以薑附薑附不已重以金石而兒殆矣胡不以身喻之方吾曹盛壯時日食二升米飯幾不滿欲一日意中微不佳則粒米不堪向口何況兒乎予每覩君持藥欲授時必諄諄爲人開說口幾欲破又爲紙囊貯藥各著其說於上使歸而勿忘焉

治病須知一卷　陳氏曰不知名氏專論外證以用藥之次第爲不能脉者設也

正俗方一卷　陳氏曰知虔州長樂劉彝執中撰以虔俗信巫無醫藥集此方以教人

奉親養老書一卷　陳氏曰泰州興化令陳直撰元豐中人

小兒班疹論一卷　陳氏曰東平董汲及之撰錢乙元祐癸酉題其末

脚氣治法一卷　陳氏董汲撰

指迷方三卷　陳氏曰考城子王貺子亨撰吳丞相敏爲之序貺爲南京名醫宋毅叔之婿宣

私立福州中醫專校

和中以醫得幸至朝請大夫

九籥衛生方三卷 陳氏曰宣和宗室忠州防禦使士紆撰

治風一卷 陳氏曰張耒文潛所傳凡三十二方

小兒醫方妙選三卷 陳氏曰成安大夫惠州團練使張渙撰凡四百二十方渙五世爲小兒醫未嘗改科靖康元年自爲之序

雞峯備急方一卷 陳氏曰太醫教授張銳撰紹興三年爲序大抵皆單方也

產育保慶集一卷 陳氏曰濮陽李師聖得產論二十一篇有其說而無其書醫學教授郭稽中以方附諸論之末遂爲全書近時括蒼陳言嘗評其得失於三因方婺醫杜莪者又附益之頗爲詳備

本事方十卷 陳氏曰維揚許叔微知可撰紹興三年進士第六人以藥餌陰功見於夢寐事載夷堅志晚歲取平生已試驗之方併記其事實以爲此書取本事詩詞之例以名之

傷寒歌三卷 陳氏曰許叔微撰凡百篇皆本仲景法又有治法八十一篇及仲景脉法三十六圖翼傷寒論二卷辯論五卷皆未見

指南方二卷 陳氏曰蜀人史堪載之撰凡三十一門各有論

倓音談

楊氏方二十卷。陳氏曰樞密楊倓子靖以家藏方一千一百十有一首刻之當塗世多用之。

本草單方三十五卷。陳氏曰工部侍郎宛邱王俣碩父撰取本草諸藥條下所載單方以門類編之凡四千二百有六方。

何氏方六卷。陳氏曰太常博士括蒼何倓德揚撰。

洪氏方一卷。陳氏曰鄱陽洪氏。

莫氏方一卷。陳氏曰刑部郎中吳興莫伯虛致道刻博濟方於永嘉而以家藏經驗方附於後。

備急總效方四十卷。陳氏曰知平江府溧陽李朝正撰大抵皆單方也。

是齋百一選方三十卷。陳氏曰山陰王璆孟玉撰百一言其選之精也。

三因極一方六卷。陳氏曰括蒼陳言無擇撰三因者內因外因不內外因其說出金匱要畧其所述方論往往皆古書也。

小兒保生方三卷。陳氏曰左司郎姑孰李檉與幾撰。

傷寒要旨二卷。陳氏李檉撰列方於前而類證於後皆不外仲景。

漢東王氏小兒方二卷。陳氏曰不著名。

幼幼新書五十卷　陳氏曰直龍圖閣知潭州劉昉方明撰集刋未畢而死徐璹壽卿以漕攝郡趣成之

大衍方十二卷　陳氏曰朝散大夫孫紹遠稽仲撰凡藥當預備者四十九種故名大衍所在易得者不與焉諸方附於後

海上方一卷　陳氏曰不著姓名括蒼刻本館閣書目有此方云乾道中知處州錢竽編

集效方一卷　陳氏曰南康守李觀民集

胎產經驗方一卷　陳氏曰陸子正撰集

葉氏方三卷　陳氏曰太社令延平葉大廉撰

胡氏方一卷　陳氏曰不著名

傳道適用方二卷　陳氏曰稱拙庵吳彥夔淳熙庚子

陳氏手集方一卷　陳氏曰建安陳抃

選奇方十卷　後集十卷　陳氏曰青田余綱堯舉撰

傷寒瀉痢要方一卷　陳氏曰直龍圖閣長樂陳孔碩膚仲撰

湯氏嬰孩妙訣二卷　陳氏東陽湯衡撰衡之祖民望精小兒醫有子曰麟登科麟之子尤

私立福州中醫專校

遂於祖業爲此書也十九篇

諸家名方二卷　陳氏曰福建提舉司所刊市肆常貨而局方所未收者

易簡方一卷　陳氏曰永嘉王碩德膚撰增損方三十首㕮咀藥三十品市肆常貨圓子藥十種以爲倉卒應用之備其書盛行於世

四時治要方一卷　陳氏曰永嘉屠鵬時舉撰專爲時疾瘧痢吐瀉傷寒之類雜病不與焉

治奇疾方一卷　陳氏曰夏子益撰凡三十八道皆奇形怪證世間所未見者

傷寒證類要畧二卷　玉鑑新書二卷　陳氏曰汴人平堯卿撰專爲傷寒而作皆仲景之舊也亦別未有發明

瘡疹證治一卷　陳氏曰金華謝天錫撰

産寶諸方一卷　陳氏曰不著名氏集諸家方而以十二月産圖冠之

纂要備急諸方一卷　陳氏曰不知何人集皆倉卒危急所須藥及雜術也

摘要方一卷　陳氏曰傷寒十勸及危證十病未載托裏十補散方

劉涓子神仙遺論十卷　陳氏曰東蜀刺史李頔撰按中興書目引崇文總目云宋龔慶宣撰劉涓子者晉末人於丹陽縣得鬼遺方一卷皆治癰疽之法慶宣得而次第之今按唐志有慶

私立福州中醫專校

宣劉涓子男方十卷未知即此書否卷或一板或止數行名爲十卷實不多也

衛濟寶書一卷　陳氏曰稱東軒居士不著名氏治癰疽方也

外科保安方三卷　陳氏曰知興化軍亳社張允蹈家藏方吳參政茂良劉太史夙爲之序跋

五發方論一卷　陳氏曰不知名氏亦吳晦父所錄

李氏集驗背疽方一卷　陳氏曰余江李迅嗣立撰凡五十二條其議論詳盡曲當

皇帝醫相馬經三卷　晁氏曰唐穆鐊集伯樂王良等六家書成此編皇帝斥神農也

育駿方三卷　晁氏曰未詳撰人相馬術及醫治畜牧之方

相馬經一卷　晁氏曰未詳撰人相馬法式并著馬之疾狀及治療之術李氏書目有之

董汲旅舍備要方一卷　汲字及之東平人

夏德衛生十全方三卷　德字子益里貫無考　按德又有奇疾方一卷已見馬考

王執中鍼灸資生經七卷　執中字叔權永嘉人　據趙綸序稱澧陽郡博士

陳自明婦人大全良方二十四卷　自明字良父臨川人官建府醫學教諭

嚴用和濟生方八卷　用和始末無考　吳澄古今通變仁壽方序曰世之醫科不一惟有所傳授得之嘗試者多驗予最嘉嚴氏濟生方之藥不泛不繁用之輒有功蓋其方乃平日所嘗

試而驗者也。

楊士瀛仁齋直指二十六卷。附傷寒類書活人總括七卷。士瀛字登父。號仁齋。福州人。

顱顖經二卷。不著撰人名氏。

明堂灸經八卷。題西方子撰。

急救仙方六卷。不著撰人名氏。

小兒衛生總微論方二十卷。不著撰人名氏。

太醫局程文九卷。按是編皆宋時考試醫學之制。

劉完素素問元機原病式一卷。宣明方論十五卷。傷寒直格方三卷。傷寒標本心法類萃二卷。完素字守眞。河間人。事蹟具金史方技傳。本傳畧曰。完素嘗遇異人陳生。飲以酒。大醉。及寤。洞達醫術。以庸醫多妄說。乃注原病式二萬餘言。然好用涼劑。以降心火。益肝腎爲主。

張元素病機氣宜保命集三卷。元素字潔古。易州人。八歲試童子舉。二十七試經義。不第。乃去學醫。洞徹其術。治病不用古方。曰。運氣不侔。古今異軌。古方新病不相合也。

張從正儒門事親十五卷。傷寒心鏡一卷。從正字子和。睢州考城人。興定中。召補太醫。尋辭去。事蹟具金史方技傳。

私立福州中醫專校

李杲内外傷辨惑論三卷　脾胃論三卷　蘭臺秘宝三卷　杲字明之自號東垣老人真定人以納貲得官監濟源稅幼好醫書捐千金從易州張元素學盡得其傳當時以神醫目之所著書多傳於世

王好古醫壘元戎十二卷　此事難知二卷　湯液本草三卷　好古字進之趙州人官本州教授其學出於李杲又嘗受業於張元素

沙圖穆蘇瑞竹堂經驗方五卷　沙圖穆蘇字謙齋由御史出爲建昌太守

危亦林世醫得效方二十卷　亦林字達齋南豐人官本州醫學教授其高祖遇仙人董奉之二十五世孫傳其秘方因據以成書詳亦林自序

朱震亨格致餘論一卷　局方發揮一卷　金匱鉤元三卷　震亨字彥脩金華人受業於羅知悌得劉守真之傳　黃虞稷曰彥脩從許文懿學所居在丹溪學者稱丹溪先生宋景濂言其得考亭正傳爲金華四賢之的嗣不徒以醫名也

滑壽難經本義二卷　壽字伯仁自號攖寧生許州人寄居鄞縣從王居中學受素問難經又參會張仲景劉守真李明之三家而貫通之所治無不愈天朱右撫其治疾神效者數十事爲作傳

私立福州中醫專校

王國端扁鵲神應鍼灸玉龍經一卷　國端婺源人

鄒鋐壽親養老新書四卷　鋐泰寧人　按是書第一卷即宋陳直之養老奉親書已見馬考第二卷以下皆鋐所續增也

齊德之外科精義二卷　德之官醫學博士充御藥院外科太醫

戴啓宗脈訣刊誤二卷　啓宗字同父金陵人官龍興路儒學教授

王履醫經溯洄集二卷　履字安道崑山人學醫於朱丹溪盡得其術

劉洪傷寒心要一卷　洪都梁人始末無考

何若愚流注指微賦一卷　若愚齊里無考

艾元英如意方二卷　元英東平人

王珪泰定養生主論十六卷　珪字均章自號中老人嘗從仕棄官歸隱虞山下慕丹術尤邃於醫

類編南北經驗醫方大成十卷　題文江孫允賢撰　按是書本名醫方集成後爲坊賈增輯改題此名

馬宗素傷寒醫鑑一卷　宗素始末無考　按是書載河間六書皆采劉完素之說以駁宋肱

私立福州中醫專校

南陽活人書

周王橚救荒本草二卷 橚太祖第五子洪武十一年封十四年就藩開封建文中廢徙雲南永樂初復爵洪熙元年薨謚定 按明史稱橚好學能詞賦以國土坦衍庶草蕃蕪考核其可佐饑饉者四百餘種繪圖上之即此書也

周定王橚普濟方四百一十六卷 橚事實見上

周文采醫方選要十卷 文采洪武時人

戴原禮推求師意二卷 原禮朱震亨門人

徐用誠玉機微義五十卷 用誠字彥純會稽人 案是書爲用誠所撰而劉純續增之純字宗原咸寧人

徐用宣小兒方十卷 用宣衢州人

徐謙仁端錄十六卷 謙字仲光嘉興人 按是書專論治痘諸法

劉宇安老懷幼書四卷 宇字志大河南人成化進士官山西按察副使

薛鎧保嬰撮要八卷 鎧字良武吳縣人官太醫院醫士

何塘醫學管見一卷 塘字柏齋懷慶人弘治進士官南京右副都御史謚文定事蹟具明史

儒林傳

劉純雜病治例一卷　傷寒治例一卷　純見前其父橘泉翁受醫術於朱震亨純幼承家學又從其鄉馮廷幹許宗魯邱克容游盡得其法

蔣儀藥鏡四卷　儀嘉興人正德進士

丁瓚素問鈔補正十二卷　瓚字點白鎮江人嘉靖進士官溫州府知府

薛已薛氏醫案七十八卷　己字立齋吳縣人正德間以薦授御醫擢南京太醫院判晉院使

汪機續素問鈔九卷　鍼灸問對三卷　外科理例七卷　附方一卷　運氣易覽三卷　痘證理辨一卷　附方一卷　機字省之祁門人精通醫理治病多奇中與吳縣張頤杞李可大常熟繆希雍齊名

馬蒔素問註證發微九卷　蒔字仲化會稽人

陳會神應經一卷　會字善同里貫無考　按是書前有宗派圖稱桑梓君席宏達九傳至席華叔十傳至席信卿十一傳至會傳二十四人皆歷歷可據

陳楠石山醫案三卷　楠字惟宜祁門人

江瓘名醫類案十二卷　瓘字民瑩歙縣諸生因病學醫子應宿世其業

孫一奎赤水元珠三十卷　醫旨諸餘二卷　孫氏醫案五卷　一奎字文垣號東宿又號生生休寧人醫案五卷　一奎輯其子泰來明來編

李時珍本草綱目五十二卷　奇經八派考一卷　瀕湖脈學一卷　時珍字東璧蘄州人官楚王府奉祠正敕封文林郎蓬溪知縣事蹟具明史方技傳

王世相醫開一卷　世相字秀鄰號清溪滁州人官延川知縣

李濂醫史十卷　濂字川父祥符人舉正德八年鄉試第一明年成進士授沔陽知州稍遷寧波同知擢山西僉事嘉靖五年以大計免歸年纔三十有八益肆力於學兼及於醫

虞摶醫學正傳八卷　摶字天民自號花溪恒德老人義烏人其學以朱震亨爲宗而參以張機孫思邈李杲諸家之說

萬表萬氏家鈔濟世良方六卷　表字民望鄞縣人正德武進士累官都督同知　按是編乃表孫邦孚所增輯邦孚字汝永官都督僉事

胡嗣廉編校靈秘十八方加減一卷　嗣廉濟南人

吳正倫養生類要二卷　正倫字子敘自號春巖子歙縣人

高士志齋醫論二卷　士字志齋鄞縣人

私立福州中醫專校

陳士賢經驗良方十一卷 仕賢字邦憲福清人嘉靖進士官副都御史

方廣丹溪心法附餘二十四卷 廣字約之號古齋休寧人

董炳避水集驗要方四卷 炳字文化河州人父相字玉鶴以醫得名柳應聘為作玉鶴翁傳炳別號懷鶴 按是編乃隆慶丙寅淮水決時炳避居樓上所集故以避水為名

方有執傷寒論條辨八卷 本草鈔一卷 或問一卷 痓書一卷 有執字仲行歙縣人

王肯堂證治準繩一百二十卷 肯堂字宇泰號念西居士金壇縣人萬歷間進士官至福建參政穎悟好學聲著館閣最善著書而於岐黃家言若有夙契其母嘗遘疾延醫治之議論各殊心陋之乃銳志於方藥無何妹病危肯堂治之愈鄉黨漸知名延診求方戶履常滿其父以為妨廢舉業嚴戒之乃不復究登第後益肆力於醫學鄉曲中有抱沈疴者求治無不立應年八十忽患脾泄諸醫以為年高體衰輒投滋補藥病益劇最後延李中梓治之中梓曰公體肥多痰愈補則愈滯當用迅利藥盪滌之能勿疑乎肯堂曰當世之醫惟我二人君定方我服藥又何疑乎乃用巴豆霜下痰涎數升而愈著有證治準繩集明以前醫學之大成 肯堂自序畧曰余銳志醫學採取古今方論參以鄙見而命高生隱次第錄之先成雜病論與方各八巨帙

李時珍本草綱目
六斗佳十題
平常医有些两部可矣

招

私立福州中醫專校

繆希雍先醒齋廣筆記四卷　神農本草經疏三十卷　希雍字仲醇常熟人附見明史方技傳李時珍傳中　按天啓中王招徽作點將錄以東林諸人分配水滸傳一百八人姓名稱希雍爲神醫安道全朱國楨湧幢小品記天啓辛酉國楨患膈病上下如分兩截中痛甚不能支希雍用蘇子五錢飲之即止亦可見其技之工矣

張介賓類經三十二卷　景岳全書六十四卷　介賓字會卿號景岳山陰人從名醫金英游遂精醫道　葉秉敬序畧曰景岳治病一以內經爲主但恐內經資於自用而不能與天下共用乃著類經三十二卷釐爲三百九十條益以圖翼十一卷附翼四卷殫精極微有功於軒岐大矣

皇甫中傷寒指掌十四卷　中字雲洲仁和人

楊繼洲鍼灸大全十卷　繼洲平陽人萬歷中醫官

張三錫醫學六要十九卷　三錫字叔承應天人

李中梓刪補頤生微論四卷　雷公炮製藥性解六卷　中梓字士材華亭人

劉應泰魯府秘方四卷　應泰官魯王府侍醫

吳有性瘟疫論一卷補遺一卷　有性字又可震澤人

王化貞普門醫品四十八卷 補遺四卷 化貞字肖乾諸城人萬歷進士官至僉都御史巡撫遼東事蹟附見明史熊廷弼傳

吳勉學編河間六書二十七卷 勉學字肖愚歙縣人

黃承昊折肱漫錄六卷 承昊字履素號闇齋秀水人洪憲子萬歷進士官福建按察使

高武鍼灸聚英四卷 鍼灸節要三卷 武里貫無考

御定醫宗金鑑九十卷 乾隆四年大學士伯鄂爾泰等奉勅撰 謹案醫雖小道而學必深於古用必酌乎時岐伯秦越人後精其業者不少槩見雖以宋代重醫而官撰局方未能實裨於療治皇上仁育萬民同登壽宇特爲釐定此編凡訂正傷寒論註十七卷訂正金匱要畧註八卷刪補名醫方論八卷四診要訣運氣要訣各一卷諸科心法要訣共五十一卷正骨心法要旨四卷斟酌適中權衡允當洵乎拯濟生民之要術也已

尚論篇八卷 醫門法律六卷 附寓意草一卷 淸喻昌撰 謹案是書有三百九十七法凡太陽經篇一百五十五法陽明經篇七十三法少陽經篇二十一法附合病九法併病五法壞病二法痰病三法太陰經全篇九法少陰經前篇後篇四十四法厥陰經全篇五十五法附過經不解病四法差後勞復六法陰陽易病一法有自序以爲引伸觸類究不敢於仲景論外

私立福州中醫專校

諡一辭至醫門法律者治則著以法誤則罪以律也

聖濟總錄纂要二十六卷 清程林刪定宋政和中原本 謹案宋徽宗御製聖濟經十卷文詔海內名醫纂輯二百卷林撮其大要汰其荒誕別擇具有條理足爲岐黃家資考證焉

傷寒舌鑑一卷 清張登撰 謹案以舌觀病之法始於漢張機傷寒論此編分胎色八種爲圖一百二十 視金鏡錄觀舌心法等書繁簡尤爲得中也

釋骨一卷 清沈彤撰 自序曰此編爲吳文球講明經穴而作

神農本草經百種錄一卷 蘭臺軌範八卷 傷寒類方一卷 醫學源流論二卷 難經經釋二卷 醫貫砭二卷 清徐大椿撰 謹案大椿說醫猶毛奇齡說經論病如秦越人論方如孫思邈輩無不遭其詆排然其辨論實有切中肯綮之處固非庸醫所能知也

第六章 兩漢以下名醫列傳

淳于意 陽慶 公孫光

史記本傳太倉公者齊太倉長臨菑人也姓淳于氏名意少而喜醫方術高后八年更受師同郡元里公乘陽慶慶年七十餘無子使意盡去其故方更悉以禁方予之傳黃帝扁鵲之脈書五色診病知人死生決嫌疑定可治及藥論甚精受之三年爲人治病決死生多驗然左右行

游諸侯不以家爲家或不爲人治病病家多怨之者文帝四年中人上書言意以刑罪當傳西
之長安意有五女隨而泣意怒罵曰生子不生男緩急無可使者於是少女緹縈傷父之言乃
隨父西上書曰妾父爲吏齊中稱其廉平今坐法當刑妾切痛死者不可復生刑者不可復續
雖欲改過自新其道莫由終不可得妾願入身爲官婢以贖父刑罪使得改過自新也書聞上
悲其意此歲中亦除肉刑法意家居詔召問所爲治病死生驗者幾何人主名爲誰詔問故太
倉長臣意方伎所長及所能治病者有其書無有皆安受學受學幾何歲嘗有所驗何縣里人
也何病醫藥已其病之狀皆何如具悉而對臣意對曰自意少時喜醫藥醫藥方試之多不驗
者至高后八年得見師臨菑元里公乘陽慶慶年七十餘意得見事之謂意曰盡去而方書非
是也慶有古先道遺傳黃帝扁鵲之脈書五色診病知人生死決嫌疑定可治及藥論書甚精
我家給富心愛公欲盡以我禁方書悉教公臣意即曰幸甚非意之所敢望也臣意即避席再
拜謁受其脈書上下經五色診奇咳術揆度陰陽外變藥論石神接陰陽禁書受讀解驗之可
一年所明歲即驗之有驗然尚未精也要事之三年所即嘗已爲人治診病決死生有驗精良
今慶已死十年所臣意年盡三年年三十九歲也
齊侍御史成自言病頭痛臣意診其脈曰君之病惡不可言也即出獨告成弟昌曰此病疽也

內發於腸胃之間後五日當癰腫後八日嘔膿死成之病得之飲酒且內成即如期死所以知成之病者臣意切其脈得肝氣肝氣濁而靜此內關之病也脈法曰脈長而弦不得代四時者其病主在於肝和即經主病也代則絡脈有過經主病和者其病得之筋髓裏其代絕而脈賁者病得之酒且內所以知其後五日而癰腫八日嘔膿死者切其脈時少陽初代代者經病病去過人人則去絡脈主病當其時少陽初關一分故中熱而膿未發也及五分則至少陽之界及八日則嘔膿死故上二分而膿發至界而癰腫盡泄而死熱則上薰陽明爛流絡流絡動則脈結發脈結發則爛解故絡交熱氣已上行至頭而動故頭痛

齊王中子諸嬰兒小子病召臣意診切其脈告曰氣鬲病病使人煩懣食不下時嘔沫病得之少憂數忔食飲意即爲之作下氣湯以飲之一日氣下二日能食三日卽病愈所以知小子之病者診其脈心氣也濁躁而經也此絡陽病也脈法曰脈來數病去難而不一者病主在心周身熱脈盛者爲重陽重陽者逿心主故煩懣食不下則絡脈有過絡脈有過則血上出血上出者死此悲心所生也病得之憂也

齊郎中令循病衆醫皆以爲蹶人中而刺之臣意診之曰湧疝也令人不得前後溲循曰不得前後溲三日矣臣意飲以火齊湯一飲得前溲再飲大溲三飲而疾愈病得之內所以知循病

私立福州中醫專校

者切其脈時右口氣急脈無五臟氣右口脈大而數數者中下熱而湧左爲下右爲上皆無五藏應故曰湧疝中熱故溺赤也

齊中御府長信病臣意入診其脈告曰熱病氣也然暑汗脈少衰不死曰此病得之當浴流水而寒甚已則熱信曰唯然往冬時爲王使於楚至莒縣陽周水而莒橋梁頗壞信則擥車轅未欲渡也馬驚卽墮信身入水中幾死吏卽來救信出之水中衣盡濡有間而身寒已熱如火至今不可以見寒臣意卽爲之湯液火齊逐熱一飲汗盡再飲熱去三飲病已卽使服藥出入二十日身無病者所以知信之病者切其脈時幷陰脈法曰熱病陰陽交者死切之不交幷陰幷陰者脈順淸而愈其熱雖未盡猶活也腎氣有時間濁在太陰脈口而希是水氣也腎固主水故以此知之失治一時卽轉爲寒熱

齊王太后病召臣意入診脈曰風癉客脬難於大小溲溺赤臣意飲以火齊湯一飲卽前後溲再飲病已溺如故病得之流汗出滫滫者去衣而汗晞也所以知齊王太后者臣意診其脈切其太陰之口濕然風氣也脈法曰沈之而大堅浮之而大緊者病主在腎腎切之而相反也脈大而躁大者膀胱氣也躁者中有熱而溺赤

齊章武里曹山跗病臣意診其脈曰肺消癉也加以寒熱卽告其人曰死不治適其共養此不

黄連、黄芩、炒山梔、炒黄柏，治熱邪内外俱盛

私立福州中醫專校

當醫治法曰後三日而當狂妄起行欲走後五日死即如期死山跗病得之盛怒而以接內所以知山跗之病者臣意切其脉肺氣熱也脈法曰不平不鼓形弊此五藏高之遠數以經病也故切之時不平而代不平者血不居其處代者時參擊並至乍躁乍大也此兩絡脉絕故死不治所以加寒熱者言其人尸奪尸奪者形弊不當關灸砭石及飲毒藥也意未往診時齊太醫先診山跗病灸其足少陽脉口而飲之半夏丸病者即泄注腹中虛又灸其少陰脉是壞肝剛絕深如是重損病者氣以故加寒熱所以後三日而當狂者肝一絡連屬結絕乳下陽明故絡絕開陽明脈陽明脈傷即當狂走後五日死者肝與心相去五分故五日盡盡則死矣

齊中尉潘滿如病少腹痛臣意診其脈曰遺積瘕也臣意即謂齊太僕臣饒內史臣繇曰中尉不復自止於內則三十日死後二十餘日溲血死病得之酒且內所以知潘滿如病者臣意切其脈深小弱其卒然合合也是脾氣也右脈口氣至緊小見瘕氣也以次相乘故三十日死三陰俱搏者如法不俱搏者決在急期一搏一代者近也故其三陰搏溲血如前止

陽虛侯相趙章病召臣意衆醫以爲寒中臣意診其脈曰迵風迵風者飲食下嗌而輒出不留法曰五日死而後十日乃死病得之酒所以知趙章之病者臣意切其脉脉來滑是內風氣也飲食下嗌而輒出不留者法五日死皆爲前分界法後十日乃死所以過期者其人嗜粥故中

私立福州中醫專校

藏實中藏實故過期師言曰安穀者過期不安穀者不及期

濟北王病召臣意診其脈曰風蹷胷滿卽爲藥酒盡三石病已得之汗出伏地所以知濟北王病者臣意切其脈時風氣也心脈濁病法過入其陽陽氣盡而陰氣入陰氣入張則寒氣上而熱氣下故胃滿汗出伏地者切其脈氣陰陰氣者病必入中出及瀺水也

齊北宮司空命婦出於病衆醫皆以爲風入中病主在肺刺其足少陰脈臣意診其脈曰病氣疝客於膀胱難於前後溲而溺赤病見寒氣則遺溺使人腹腫出於病得之欲溺不得因以接內所以知出於病者切其脈大而實其來難是厥陰之動也脈來難者疝氣之客於膀胱也腹之所以腫者言厥陰之絡結小腹也厥陰有過則脈結動動則腹腫臣意即灸其足厥陰之脈左右各一所即不遺溺而溲清小腹痛止卽更爲火齊湯以飲之三日而疝氣散卽愈

故濟北王阿母自言足熱而懣臣意告曰熱厥也則刺其足心各三所按之無出血病旋已病得之飲酒大醉

濟北王召臣意診脈諸女子侍者至女子豎豎無病臣意告永巷長曰豎傷脾不可勞法當春嘔血死臣意言王曰才人女子豎何能王曰是好爲方多伎能爲所是案法新往年市之民所四百七十萬曹偶四人王曰得毋有病乎臣意對曰豎病重在死法中王召視之其顏色不變以爲不然不賣諸侯所至春豎奉劍從王之廁王去豎後王令人召之即仆

於厠嘔血死病得之流汗流汗者同法病內重毛髮而色澤脈不衰此亦關內之病也
齊中大夫病齲齒臣意灸其左太陽明脈即爲苦參湯日漱三升出入五六日病已得之風及臥開口食而不漱
菑川王美人懷子而不乳來召臣意臣意往飲以莨礍藥一撮以酒飲之旋乳臣意復診其脈而脈躁躁者有餘病即飲以硝石一劑出血血如豆比五六枚
齊丞相舍人奴從朝入宮臣意見之食閨門外望其色有病氣臣意即告宦者平平好爲脈學臣意所臣意即示之舍人奴病告之曰此傷脾氣也當至春膈塞不通不能食飲法至夏泄血死宦者平即往告相曰君之舍人奴有病病重死期有日相君曰卿何以知之曰君朝時入宮君之舍人奴盡食閨門外平與倉公立即示平曰病如是者死相即召舍人而謂之曰公奴有病否舍人曰奴無病身無痛者至春果病至四月泄血死所以知奴病者脾氣周乘五臟傷部而交故傷脾之色也望之殺然黃察之如死靑之兹衆醫不知以爲大蟲不知傷脾所以至春死病者胃氣黃黃者土氣土不勝木故至春死所以至夏死者脈法曰病重而脈順清者曰內關內關之病人不知其所痛心急然無苦若加以一病死中春一愈順及一時其所以四月死者診其人時愈順愈順者人尚肥也奴之病得之流汗數出灸於火而以出見大風也

按腎爲作强之官强力傷之膀胱失氣化之權故不得溲

竄作配聲誤

蟯短蟲也

私立福州中醫專校

菑川王病召臣意診脈曰蹶上爲重頭痛身熱使人煩懣臣意即以寒水拊其頭刺足陽明脉左右各三所病旋已病得之沐髮未乾而臥診如前所以蹶頭熱至肩

齊王黃姬兄黃長卿家有酒召客召臣意諸客坐未上食臣意望見王后弟宋建告曰君有病往四五日君腰脇痛不可俛仰又不得小溲不亟治病即入濡腎及其未舍五臟急治之方今客腎濡此所謂腎痺也宋建曰然建故有腰脊痛往四五日天雨黃氏諸倩見建家京下方石即弄之建亦欲效之效之不能起即復置之暮腰脊痛不得溺至今不愈建病得之好持重所以知建病者意見其色太陽色乾腎部上及界腰以下者枯四分所故以往四五日知其發也意即爲柔湯使服之十八日所而病愈

濟北王侍者韓女病腰背痛寒熱衆醫皆以爲寒熱也臣意診脈曰內寒月事不下也即竄以藥旋下病已病得之欲男子不可得也所以知其病者診其脈時切之腎脈也嗇而不屬嗇而不屬者其來難堅故曰月不下肝脈弦出左口故曰欲男子不可得也

臨菑氾里女子薄吾病甚衆醫皆以爲寒熱篤當死不治臣意診其脈曰蟯瘕蟯瘕爲病腹大上膚黃麤循之戚戚然臣意飲以芫華一撮即出蟯可數升病已三十日如故病蟯得之於寒濕寒濕氣宛篤不發化爲蟲臣意所以知薄吾病者切其脈循其尺其尺索刺麤而毛美奉髮

宛讀鬱

迵音洞 洞徹也

火齊米汁 即以連炖湯 癥後之作 如顧解

私立福州中醫專校

是蟲氣也其色澤者中藏無邪氣及重病

齊淳于司馬病臣意切其脈告曰當病迵風迵風之狀飲食下嗌輒後之病得之飽食而疾走淳于司馬曰我之王家食馬肝食飽甚見酒來即走去驅疾至舍即泄數十出臣意告曰爲火齊米汁飲之七八日而當愈時醫秦信在旁臣意去謂左右閣都尉曰意以淳于司馬病爲何曰以爲迵風可治信即笑曰是不知也淳于司馬病法當後九日死即後九日不死其家復召臣意意往問之盡如意診臣即爲一火齊米汁使服之七八日病已所以知之者診其脈時切之盡如法其病順故不死

齊中郎破石病臣意診其脈告曰肺傷不治當後十日丁亥溲血死即後十一日溲血而死破石之病得之墮馬僵石上所以知破石之病者切其脈得肺陰氣其來散數道至而不一也色又乘之所以知其墮馬者切之得番陰脈番陰脈入虛裏乘肺脈肺脈散者固色變也乘之所以不中期死者師言曰病者安穀即過期不安穀則不及期其人嗜黍黍主肺故過期所以溲血者診脈法曰病養喜陰處者順死喜養陽處者逆死其人喜自靜不躁又久安坐伏几而寐故血下泄

齊王侍醫遂病自練五色石服之臣意往過之遂謂意曰不肖有病幸診遂也臣意即診之告

曰公病中熱論曰中熱不溲者不可服五石石之爲藥精悍公服之不得數溲亟勿服色將發癰遂曰扁鵲曰陰石以治陰病陽石以治陽病夫藥石者有陰陽水火之劑故中熱即爲陰石柔劑治之中寒即爲陽石剛劑治之臣意曰公所論遠矣扁鵲雖言若是然必審診起度量立規矩稱權衡合色脈表裏有餘不足順逆之法參其人動靜與息相應乃可以論論曰陽疾處內陰形應外者不加悍藥及鑱石夫悍藥入中則邪氣辟矣而宛氣愈深診法曰二陰應外一陽接內者不可以剛藥剛藥入則動陽陰病益衰陽病益著邪氣流行爲重困於俞忿發爲疽意告之後百餘日果爲疽發乳上入缺盆死此謂論之大體也必有經紀拙工有一不習文理陰陽失矣

齊王故爲陽虛侯時病甚衆醫皆以爲蹶臣意診脈以爲痺根在右脅下大如覆杯令人喘逆氣不能食臣意即以火齊粥且飲六日病已病得之內診之時不能識其經解大識其病所在

臣意常診安陽武都里成開方開方自以爲不病臣意謂之病苦沓風三歲四支不能自用使人瘖瘖即死今聞其四支不能用瘖而未死也病得之數飲酒以見大風氣所以知成開方病者診之其脈法奇欬言曰藏氣相反者死切之得腎反肺注曰三歲死也

安陵阪里公乘項處病臣意診脈曰牡疝在鬲下上連肺病得之內臣意謂之慎毋爲勞力事

爲勞力事則必嘔血死處後蹴踘要蹶寒汗出多卽嘔血臣意復診之曰當旦日日夕死卽死病得之內所以知項處病者切其脈得番陽番陽入虛裏處旦日死一番一絡者牡疝也臣意曰他所診期決死生及所治已病衆多久頗忘之不能盡識不敢以對

問臣意所診治病病名多同而診異或死或不死何也對曰病名多相類不可知故古聖人爲之脈法以起度量立規矩縣權衡案繩墨調陰陽別人之脈各名之與天地相應參合於人故乃別百病以異之有數者皆異之無數者同之然脈法不可勝驗診疾人以度異之乃可別同名命病主在所居今臣意所診者皆有診籍所以別之者臣意所受師方適成師死以故表籍所診期決死生觀所失所得者合脈法以故至今知之

問臣意曰所期病決死生或不應期何故對曰此皆飲食喜怒不節或不當飲藥或不當針灸以故不中期死也

問臣意意方能知病死生論藥用所宜諸侯王大臣有嘗問意者不及文王病時不求意診治何故對曰趙王膠西王濟南王吳王皆使人來召臣意臣意不敢往文王病時臣意家貧欲爲人治病誠恐吏以除拘臣意也故移名數左右不脩家生出行游國中問善爲方數者事之久矣見事數師悉受其要事盡其方書意及解論之身居陽虛侯國因事侯侯入朝臣意從之長

安以故得診安陵項處等病也
問臣意知文王所以得病不起之狀臣意對曰不見文王病然竊聞文王病喘頭痛目不明臣意心論之以爲非病也以爲肥而蓄精身體不得搖骨肉不相任故喘不當醫治脈法曰年二十脈氣當趨年三十當疾步年四十當安坐年五十當安臥年六十以上氣當大董文王年未滿二十方脈氣之趨也而徐之不應天道四時後聞醫灸之即篤此論病之過也臣意論之以爲神氣爭而邪氣入非年少所能復之也以故死所謂氣者當調飲食擇晏日車步廣志以適筋骨肉血脈以瀉氣故年二十是謂易貿法不當砭灸砭灸至氣逐
問臣意師慶安受之聞於齊諸侯不對曰不知慶所師受慶家富善爲醫不肯爲人治病當以此故不聞慶又告臣意曰愼毋令我子孫知若學我方也
問臣意師慶何見於意而愛意欲悉教意方對曰臣意不聞師慶爲方善也意所以知慶者意少時好諸方事臣意試其方皆多驗精良臣意聞菑川唐里公孫光善爲古傳方臣意即往謁之得見事之受方化陰陽及傳語法臣意悉受書之臣意欲盡受他精方公孫光曰吾方盡矣得爲受公所吾身已衰無所復事是吾年少所受妙方也悉與公毋以教人臣意曰得見事侍公前悉得禁方幸甚意死不敢妄傳人居有間公孫光間處臣意深論方見言百世爲之精也

師光喜曰公必爲國工吾有所善者皆疏同產處臨菑善爲方吾不若其方甚奇非世之所聞也吾年中時嘗欲受其方楊中倩不肯曰若非其人也胥與公往見之當知公喜方也其人亦老矣其家給富時者未往會慶子男殷來獻馬因師光奏馬王所意以故得與殷善光又屬意於殷曰意好數公必謹遇之其人聖儒即爲書以意屬陽慶以故知慶臣意事慶謹以故愛意也

問臣意吏民嘗有事學意方及畢盡得意方不何縣里人對曰臨菑人朱邑邑學臣意教以五診歲餘濟北王遣太醫高期王禹學臣意教以經脈高下及奇絡結當論俞所居及氣當上下出入邪正逆順以宜鑱石定砭灸處歲餘菑川王時遣太倉馬長馮信正方臣意教以案法逆順論藥法定五味及和齊陽法高永侯家杜信喜脈來學臣意教以上下經脈五診二歲餘臨菑召里唐安來學臣意教以五診上下經脈奇咳四時應陰陽重未成除爲齊王侍醫

問臣意診病決死生能全無失乎臣意對曰意治病人必先切其脈乃治之敗逆者不可治其順者乃治之心不精脈所期死生視可治時時失之臣意不能全也

元俗

古今醫統元俗河間人餌巴豆賣藥都市河間王病瘕服元俗藥下蛇數十餘頭而愈王見元

俗於日中無影以女配之元俗夜逃去隱於常山下

郭玉

後漢書方術傳郭玉者廣漢雒人也初有老父不知何出常漁釣於涪水因號涪翁乞食人間見有疾者時下針石輒應時而效乃著針經診脈法傳於世弟子程高尋求積年翁乃授之高亦隱跡不仕玉少師事高學方診六微之技陰陽不測之術和帝時爲太醫丞多有效應帝奇之仍試令嬖臣美手腕者與女子雜處帷巾使玉各診一手問所疾苦玉曰左陰右陽脉有男女狀若異人臣疑其故帝歎息稱善玉仁愛不矜雖貧賤廝養必盡其心力而醫療貴人時或不愈乃令貴人羸服變處一針卽差召玉詰問其狀對曰醫之爲言意也腠理至微隨氣用巧針石之間毫芒卽乖神存於心手之際可得解而不可得言也夫貴者處尊高以臨臣臣懷怖懾以承之其爲療也有四難焉自用意而不任臣一難也將身不謹二難也骨節不彊不能使藥三難也好逸惡勞四難也針有分寸時有破漏重以恐懼之心加以裁愼之志臣意且猶不盡何有於病哉此其所爲不愈也帝善其對年老卒官

張仲景

何顒別傳同郡張仲景總角造顒謂曰君用思精而韻不高後將爲名醫卒如其言顒先識獨

覺言無虛發仲景之方術今傳於世

皇甫謐甲乙經序藻有張仲景奇方異治施世者多不能盡記其本末見侍中王仲宣時年二十餘謂曰君有病四十當眉落眉落半年而死令服五石湯可免仲宣嫌其言忤受湯勿服居三日見仲宣謂曰服湯否仲宣曰已服仲景曰色候固非服湯之診君何輕命也仲宣猶不言後二十年果眉落後一百八十七日而死終如其言仲景論廣伊尹爲數十卷用之多驗

襄陽府志張機字仲景南陽棘陽人學醫於同郡張伯祖盡得其傳靈帝時舉孝廉官至長沙太守少時與同郡何顒客遊洛陽顒謂人曰仲景之術精於伯祖仲景宗族二百餘口自建安以來未及十稔死者三之二而傷寒居其七乃著傷寒論十卷行於世華陀讀而喜曰此眞活人書也又著金匱玉函要畧三卷漢魏迄今寒肄戶習者推爲醫中亞聖而范蔚宗後漢書不爲仲景立傳君子有遺憾焉

華陀

後漢書方術傳華陀字元化沛國譙人也一名旉游學徐土兼通數經曉養性之術年且百歲而猶有壯容時人以爲仙沛相陳珪舉孝廉太尉黃琬辟皆不就精於方藥處齊不過數種心識分銖不假稱量針灸不過數處若疾發結於內針藥所不及者乃令先以酒服麻沸散既醉

私立福州中醫專校

無所覺因刳破腹背抽割積聚若在腸胃則斷截湔洗除去疾穢既而縫合傅以神膏四五日
創愈一月之間皆平復
佗嘗行道見有病咽塞者因語之曰向來道隅有賣餅人蒜齏甚酸可取三升飲之病自當去
即如佗言立吐一蛇乃懸於車而候佗時佗小兒戲於門中逆見自相謂曰客車邊有物必是
逢我翁也及客進顧視壁北懸蛇以十數乃知其奇
又有一郡守篤病久佗以爲盛怒則差乃多受其貨而不加功無何棄去又留書罵之太守果
大怒令人追殺佗不及因瞋恚吐黑血數升而愈
又有疾者詣佗求療佗曰君病根深應當剖破腹然君壽亦不過十年病不能相殺也病者不
堪其苦必欲除之佗遂下療應時愈十年竟死
廣陵太守陳登忽患胸中煩懣面赤不食佗脉之曰府君胃中有蟲欲成內疽腥物所爲也即
作湯二升再服須臾吐出三升許蟲頭赤而動半身猶是生魚膾所苦便愈佗曰此病後三期
當發遇良醫可救登至期疾動時佗不在遂死
曹操聞而召佗常在左右操積苦頭風眩佗針隨手而差
有李將軍者妻病呼佗視脉佗曰傷身而胎不去將軍言聞實傷身胎已去矣佗曰案脉胎未

去也將軍以爲不然妻稍差百餘日復動更呼佗佗曰脉理如前是兩胎先生者去血多故後兒不得出也胎既已死血脉不復歸必燥著母脊乃爲下針幷令進湯婦因欲產而不通佗曰死胎枯燥勢不自生使人探之果得死胎人形可識但其色已黑佗之絕技皆此類也爲人性惡難得意且恥以醫見業又去家思歸乃就操求還取方因託妻疾數期不反操累書呼之又勅郡縣發遣佗恃能厭事猶不肯至操大怒使人廉之知妻詐疾乃收付獄訊考驗首服荀彧請曰佗方術實工人命所懸宜加全宥操不從竟殺之佗臨死出一卷書與獄吏曰此可以活人吏畏法不敢受佗亦不强索火燒之

初軍吏李成苦欬晝夜不寐佗以爲腸癰與散兩錢服之即吐二升膿血於此漸愈乃戒之曰後十八歲疾當發動若不得此藥不可差也復分散與之後五六歲有里人如成先病請藥甚急成愍而與之乃故往譙更從佗求適値見收意不忍言後十八年成病發無藥而死

廣陵吳普彭城樊阿皆從佗學普依準佗療病多所全濟佗語普曰人體欲得勞動但不當使極耳動搖則穀氣得銷血脉流通病不得生譬如戶樞終不朽也是以古之仙者爲導引之事熊經鴟顧引挽腰體動諸關節以求難老吾有一術名五禽之戲一曰虎二曰鹿三曰熊四曰猨五曰鳥亦以除疾兼利蹏足以當導引體有不快起作一禽之戲怡而汗出因以著粉身體

輕便而欲食普施行之年九十餘耳目聰明齒牙完堅
阿善針術凡醫咸言背及胸臟之間不可妄針針之不可過四分而阿針背入一二寸巨闕胸臟乃五六寸而病皆瘳阿從佗求方可服食益於人者佗授以漆葉青黏散漆葉屑一斗青黏十四兩以是爲率言久服去三蟲利五臟輕體使人頭不白阿從其言壽百餘歲漆葉處所而有青黏生於豐沛彭城及朝歌間漢世異術之士甚衆雖云不經而亦有不可誣故簡其美者列於傳末

魏志華佗本傳　故甘陵相夫人有娠六月腹痛不安佗視脉曰胎已死矣使人手摸知所在在左則男在右則女人云在左於是爲湯下之果下男形即愈　縣吏尹世苦四肢煩口中乾不欲聞人聲小便不利佗曰試作熱食得汗則愈不汗後三日死即作熱食而不汗出佗曰藏氣已絕於內當啼泣而絕果如佗言　府吏兒尋李延共止俱頭痛身熱所苦正同佗曰尋當下之延當發汗或難其異佗曰尋外實延內實故治之宜殊即各與藥明旦並起　鹽瀆嚴昕與數人共候佗適至佗謂昕曰君身中佳否昕曰自如常佗曰君有急病見於面莫多飲酒坐畢歸行數里昕卒頭眩墮車人扶將還載歸家中宿死　故督郵頓子獻得病已差詣佗視脉曰尚虛未得復勿爲勞事御內即死臨死當吐舌數寸其妻聞其病除從百餘里來省之止宿

私立福州中醫專校

交接中間三日發病一如佗言　督郵徐毅得病佗往省之毅謂佗曰昨使醫曹吏劉租針胃管訖便苦欬嗽欲臥不安佗曰刺不得胃管誤中肝也食當日減五日不救遂如佗言　東陽陳叔山小男二歲得疾下利常先啼日以羸困問佗佗曰其母懷軀陽氣內養乳中虛冷兒得母寒故令不時愈佗與四物女宛丸十日即除　彭城夫人夜之廁蠆螫其手呻呼無賴佗令溫湯近熱漬手其中卒可得寐但旁人數爲易湯湯令煖之其旦即愈　軍吏梅平得病除名還家家居廣陵未至二百里止親人舍有頃佗偶至主人許主人令佗視平佗謂平曰君早見我可不至此今疾已結促去可得與家相見五日卒應時歸如佗所刻　佗死後太祖頭風未除太祖曰佗能愈此小人養吾病欲以自重然吾不殺此子亦終當不爲吾斷此根原耳及後愛子倉舒病困太祖歎曰吾悔殺華佗令此兒彊死也

華佗別傳人有見山陽太守廣陵劉景宗說數見華佗見其療病平脈之候其驗若神　琅邪劉勳爲河內太守有女年幾二十左脚膝裏上有瘡癢而不痛瘡發數十日愈愈已復發如此七八年迎佗使視佗曰易療之當得稻糠色犬一頭好馬二匹以繩繫犬頸使走馬牽犬馬極輒易計馬走犬三十餘里犬不能行復令步人拖曳計向五十餘里乃以藥飲女女即安臥不知人因取犬斷腹近後脚之前以所斷之處向瘡口令去二三寸停之須臾有若蛇者從瘡中

私立福州中醫專校

出便以鐵錐橫貫蛇頭蛇在皮中搖動良久須臾不動乃牽出長三尺許純是蛇但有眼處而無瞳子又逆鱗耳以膏散著瘡中七日愈　又有人苦頭眩頭不得舉目不得視積年佗使悉解衣倒懸令頭去地一二寸濡布拭身體令周匝候視諸脈盡出五色佗令弟子數人以鈹刀決脈五色血盡視赤血出乃下以膏摩被覆汗自出周匝飲以葶藶犬血散立愈　又有婦人長病經年世謂寒熱注病者也冬十一月中佗令坐石槽中旦用寒水汲灌云當滿百始七八灌戰欲死灌者懼欲止佗令滿數至將八十灌熱氣乃蒸出囂囂高二三尺滿百灌佗乃然火溫床厚覆良久汗洽出著粉汗燥便愈　又有人病腹中半切痛十餘日中鬚眉墮落佗曰是脾半腐可刳腹養療也佗便飲藥令臥破腹視脾半腐壞刮去惡肉以膏傅瘡飲之藥百日平復也　又有人病腳躄不能行佗切脈便使解衣點背數十處相去一寸或五寸縱邪不相當言灸此各七壯灸創愈即行也後灸愈灸處夾脊一寸上下行端直調如引繩也　吳普從佗學微得其方魏明帝呼之使爲禽戲普以年老手足不能相及粗以其法語諸醫普今年將九十耳不聾目不冥牙齒完堅飲食無損　青黏者一名地節一名黃芝主理五臟益精氣本出於迷入山者見仙人服之以告佗佗以爲佳語阿阿又秘之近者人見阿之壽而氣力強盛怪之遂責所服食因醉亂誤道之法一施人多服者皆有大驗本字書無黏字相傳音女廉反然

私立福州中醫專校

今人無識此者甚可恨惜

鄧處中中藏經序華先生諱佗字元化性恬淡喜味方書多游名山幽洞往往有所遇一日因酒息於公宜山古洞前忽聞人論療病之法先生訝其異潛逼洞窃聽須臾有人云華生在邇術可付焉復有一人曰此生性貪不憫生靈安得付也先生不覺愈駭躍入洞見二老人衣木皮頂草冠先生躬趨左右而拜曰適聞賢者論方術遂乃忘歸况濟人之道素所好為所恨者未遇一法可以施驗徒自不足耳願賢者少察愚誠乞與開悟終身不負恩首坐先生云術亦不惜恐異日與子為累若無高下無貧富無貴賤不務財賄不憚勞苦矜老恤幼為急然後可脫子禍先生再拜謝曰賢聖之語一一不敢忘俱能從之二老笑指東洞云牀上有書一函子自取之速出吾居勿示俗流宜秘密之先生時得書回首已不見老人先生懾怯離洞忽然不見雲奔雨瀉石洞摧塌既覽其方論多奇怪從茲施試無不神效先生未六十果為魏所戮老人之言預有斯驗余迺先生外孫也因弔先生寢室夢先生引余坐語中藏經眞活人法也子可取之勿傳非人余覺驚怖不定遂討先生舊物獲石函一具開之得書一帙迺中藏經也余性拙於用復授次子思因以志其實甲寅秋九月序

王叔和

私立福州中醫專校

王叔和

甘伯宗名醫傳晉王叔和高平人爲太醫令性度沉靜通經史窮研方脈精意診切洞識修養之道撰脈經十卷脈訣四卷脈賦一卷仲景作傷寒論錯簡叔和撰次成序得成全書

皇甫謐

古今醫統皇甫謐得風痺疾因而學醫集覽經方手不釋卷遂盡其妙所著甲乙經及鍼經行世　按謐自序甲乙經近代王叔和按黃帝内經十八卷今鍼經九卷素問九卷其義深奥又有明堂孔穴鍼灸治要三部同歸文數多重複錯互非一甘露中吾病風加苦聾百日方治要皆淺近乃撰三部使事類相從删其浮辭去其重複論其精要至爲十二卷易曰觀其所聚而天地之情事見矣况物理乎事類相從聚之義也夫受先人之體有八尺之軀而不知醫事此所謂遊魂耳若不精通於醫道雖有忠孝之心仁慈之性君父危困赤子塗地無以濟之此固聖賢所以精思極論盡其理也由此言之焉可忽乎其本論文理雖不切於近事不堪删也若必精要俟某閒暇當撰覈以爲教經云爾

張苗

古今醫統張苗不知何郡人雅好醫術善消息診脈爲時所重陳廪邱得疾連服藥特發汗不

出或曰汗不出者死苗教以燒地加桃葉於上蒸之卽得大汗而愈

鄞邵

古今醫統鄞邵不知何郡人性聰明有才術本草經方誦覽無不通究裁方治療有出衆見制五石散　石散等方晋朝士大夫無不敬服

徐秋夫

南史張邵傳徐熙生子秋夫彌工醫術仕至射陽令嘗夜有髮呻聲甚悽愴秋夫問何須答言姓某家在東陽患腰痛死雖爲鬼痛猶難忍請療之秋夫曰云何厝法鬼請爲芻人按孔穴鍼之秋夫如言爲灸四處又鍼肩井三處設祭埋之明日見一人謝恩忽然不見當世服其通靈

褚澄

南史本傳褚澄爲吳郡太守百姓李道念以公事到澄見謂曰汝有重疾答曰舊有冷疾至今五年衆醫不差澄脉謂曰汝病非冷非熱當是食白　雞子過多所致令取蘇一升煮服之始一服乃吐得一物如升涎裹之動開看是雞雛羽翅爪距具足能行走澄曰此未盡更服所餘藥又吐如向者雞十三頭而病都差當時稱妙

徐文伯

南史張邵傳徐道度生文伯叔嚮生嗣伯文伯亦精其業兼有學行倜儻不屈意於公卿不以醫自業蝸謂文伯嗣伯曰昔王微嵇叔夜並學而不能毀仲堪之徒故所不論得之者由神明洞徹然後可至故非吾徒所及且褚侍中澄當貴亦能救人疾卿此更成不達答曰惟達者知此可崇不達者多以爲深累既鄙之何能不恥之文伯爲效與嗣伯相埒宋孝武路太后病衆醫不識文伯診之曰此石博小腸耳乃爲水劑消石湯病即愈除鄱陽王常侍遺以千金旬日恩意隆重宋明帝宮人患腰痛牽心每至輒氣欲絕衆醫以爲肉癥文伯曰此髮癥以油投之即吐得物如髮稍引之長三尺頭已成蛇能動挂門上適盡一髮而已病都瘥宋後廢帝出樂遊苑門逢一婦人有娠帝亦善診之曰此腹是女也問文伯曰腹有兩子一男一女男左邊青黑形小于女帝性急便欲使剖文伯惻然曰若刀斧恐其變異請針之立落便瀉足太陰補手陽明胎便應針而落兩兒相續出如其言

徐嗣伯

南史張邵傳徐嗣伯字叔紹有孝行善清言位正員郎諸府佐彌爲臨川王映所重時直閤將軍房伯玉服五石散十許劑無益更患冷夏日常複衣嗣伯爲診之曰卿伏熱應須以水發之非冬月不可至十一月氷雪大盛令二人夾捉伯玉解衣坐石取冷水從頭澆之盡二十斛伯

玉口噤氣絕家人啼哭請止嗣伯遣人執杖防閤敢有諫者撾之又盡水百斛伯玉始能動而見背上彭彭有氣俄而起坐曰熱不可忍乞冷飲嗣伯以水與之一飲一升病都差自爾恒發熱冬月猶單褌衫體更肥壯常有嫗人患滯冷積年不差嗣伯爲診之此尸注也當取死人枕煮服之乃愈於是往古冢中取枕枕已一邊腐缺服之卽差後秣陵人張景年十五腹脹面黃衆醫不能療以問嗣伯嗣伯曰此石蚘耳極難療當死人枕煮服之依語煮枕以湯投之得大利并蚘蟲頭堅如石五升病卽差後沈僧翼患眼痛又多見鬼物以問嗣伯嗣伯曰邪氣入肝可覓死人枕煮服之竟可埋枕於故處如其言又愈王晏問之曰三病不同而皆用死人枕而俱差何也答曰尸注者鬼氣伏而未起故令人沈滯得死人枕投之魂氣飛越不得附體故尸注可差石蚘者久蚘也醫療既僻蚘中轉堅世間藥不能遣所以須鬼物驅之然後可散故令煮死人枕也夫邪氣入肝故使眼痛而見魍魎須邪物以鈎之故用死人枕也氣因枕去故令埋於冢間也又春月出南籬門戲聞笪屋中有呻聲嗣伯曰此病甚重更二日不療必死乃往視見一老姥稱體痛而處處有䵳黑無數嗣伯還煮斗餘湯送令服之服訖痛勢愈甚跳投牀者無數須臾所䵳處皆拔出釘長寸許以膏塗諸瘡口三日而復云此名釘疽也

馬嗣明

私立福州中醫專校

北齊書本傳馬嗣明河內人少明醫術博綜經方甲乙素問明堂本草莫不咸誦爲人診候一年前知其生死邢邵子大寶患傷寒嗣明爲之診候脈退告楊愔云邢公子傷寒不治自差然脈候不出一年便死覺之晚不可治後數日楊邢並侍讌內殿顯祖云子才兒我欲乞其隨近一郡勿以卿子年少未合剖符讌罷奏云馬嗣伯稱大寶脈惡一年內恐死若其出郡醫藥難求遂寢大寶未期而卒楊令患背腫嗣明以煉石塗之便差作煉石法以麤黃色石鵝鴨卵大猛火燒令赤內淳醋中自屑頻燒至石盡取石屑曝乾擣下簁和醋以塗腫上無不愈後遷通直散騎常侍鍼灸孔穴往往與明堂不同從駕往晉陽至遼陽山中數處見牓云有人家女病若有能治瘥者購錢十萬諸名醫多尋牓至問病狀不敢下手惟嗣明獨治之其病由云曾以手將一麥穗即見一赤物長三寸似蛇入其手指中因驚怖倒地即覺手臂疼腫漸及半身俱腫痛不可忍呻吟晝不絕嗣明爲處方服湯比嗣明從駕還女平復嗣明隋初卒　按北史本傳嘗有一家二奴俱患身體遍靑漸虛羸不能食訪諸醫無識者嗣明爲灸兩足趺上各三七壯便愈嗣明藝術精妙然性自矜大輕諸醫人自徐之才崔叔鸞以還俱爲其所輕

徐之才

北齊書本傳徐之才丹陽人也大善醫術武明皇太后不豫之才療之應手便愈有人患脚跟

踵痛諸醫莫能識之才曰蛤精疾也由乘船入海垂脚水中疾者曰實曾如此之才爲剖得蛤子二大如榆莢天統二年累遷尚書左僕射俄除兗州刺史之才醫術最高偏被命召武成酒色過度恍惚不恒曾病發自云初見空中有五色物稍近變成一美婦人去地數丈亭亭而立食頃變爲觀世音之才云此色欲多大虛所致即處湯方服一劑便覺稍遠又服還變成五色物數劑湯疾竟愈帝每發動暫遣騎追之鍼藥所加應時必效入秋武成小定更不發動和士開欲依次轉進以之才附籍兗州即是本屬遂奏附除刺史及十月帝又病動語士開云恨用之才外任使我辛苦其月八日勑驛追之才帝以十日崩之才十一日方到既無所及復還赴州年八十卒贈司徒公錄尚書事謚曰文明

姚僧坦

周書本傳姚僧坦字法衛吳興武康人年二十四即傳家業梁武帝召入禁中面加討試僧坦酬對無滯梁武帝甚奇之六年釋褐九年領殿中醫師時武陵王所生葛修華宿患積方術莫效梁武帝令僧坦視之還具說其狀幷記增損時候梁武帝歎曰卿用意綿密乃至於此以此候疾何疾可逃朕常以前代名人多好此術是以每恒留情頗識治體今聞卿說益開人意十一年轉大醫正加文德主帥直閤將軍梁武帝嘗因發熱欲服大黃僧坦曰大黃乃是快藥然

至尊年高不宜輕用帝弗從遂至危篤梁簡文帝在東宮甚禮之四時伏臘每月賞賜梁元帝甞有心腹疾乃召諸醫議治療之方咸謂至尊至貴不可輕脫宜用平藥可漸宣通僧坦曰脈洪而實此有宿食非用大黃必無差理梁元帝從之進湯訖果下宿食因而疾愈梁元帝大喜時初鑄錢一當十乃賜十萬實百萬也武成元年授小畿伯下大夫金州刺史伊婁穆以疾還京請僧坦省疾乃云自腰至臍似有三縛兩脚緩縱不復自持僧坦爲診脉處湯三劑穆初服一劑上縛即解次服一劑中縛復解又服一劑下縛悉除而兩脚疼痹猶自攣弱更爲合散一劑稍得屈伸僧坦曰終待霜降此患當愈及至九月遂能起行大將軍襄樂公賀蘭隆先有氣疾加以水腫喘息奔急坐卧不安或有勸其服决命大散者其家疑未能决乃問僧坦僧坦曰意謂此患不與大散相當若欲自服不煩賜問因而委去其子殷勤拜請曰多時抑屈今日始來竟不可治意實未盡僧坦知其可差即爲處方勸使急服便即氣通更服一劑諸患悉愈天和元年加授車騎大將軍儀同三司大將軍樂平公竇集暴感風疾精神瞀亂無所覺知諸醫先視者皆云已不可救僧坦後至曰困則困矣終當不死若專以見付相爲治之其家欣然請受方術僧坦爲合湯散所患即瘳大將軍永世公叱伏列椿苦利積時而不廢朝謁燕公謹甞問僧坦曰樂平永世俱有痼疾若如僕意永世差輕對曰夫患有深淺時有尅殺樂平雖困終

當保全永世雖輕必不免死謹曰君言必死當在何時對曰不出四月果如其言護歎異之六年遷遂伯中大夫建德三年文宣太后寢疾醫巫雜說各有異同高祖御內殿引僧坦同坐曰太后患勢不輕諸醫並云無慮朕人子之情可以意得君臣之義言在無隱公爲何如對曰臣無聽聲視色之妙特以經事已多準之常人竊以憂懼帝泣曰公既决之矣知復何言尋而太后崩四年高祖親戎東討至河陰遇疾口不能言瞼垂覆目不復瞻視一足短縮又不得行僧坦以爲諸臟俱病不可並治軍中之要莫先於語乃處方進藥帝遂得言次又治目目疾便愈末乃治足足疾亦瘳比至華州帝已痊復即除華州刺史宣政元年表請致仕優詔許之是歲高祖行幸雲陽遂寢疾乃召僧坦赴行在所內史柳昇私問曰至尊貶膳日久脈候何如對曰天子上應天心或當非愚所及若凡庶如此萬無一全尋而帝崩宣帝初在東宮常苦心痛乃令僧坦治之其疾即愈帝甚悅及即位恩禮彌隆常從容謂僧坦曰常聞先帝呼公爲姚公有之乎對曰臣曲荷殊私實如聖旨帝曰此是尙齒之辭非爲貴爵之號朕當爲公建國開家爲子孫永業乃封長壽縣公邑一千戶册命之日又賜以金帶及衣服等大象二年除太醫下大夫帝尋有疾至於大漸僧坦宿直侍帝謂隋公曰今日性命惟委此人僧坦知帝證候危殆必不全濟乃對曰臣荷恩深重思在効力但恐庸短不逮敢不盡心帝頷之及靜帝嗣位遷上開

府儀同大將軍開皇初進爵北絳郡公三年卒年八十五

許智藏

隋書本傳許智藏高陽人也祖道幼嘗以母疾遂覽醫方因而究極世號名醫誡其諸子曰爲人子者嘗膳視藥不知方術豈謂孝乎由是世相傳授仕梁官至員外散騎侍郎父景武陵王諮議參軍智藏少以醫術自達仕陳爲散騎侍郎及陳滅高祖以爲員外散騎侍郎使詣揚州會秦孝王俊有疾上馳召之俊夜中夢其亡妃崔氏泣曰本來相迎比聞許智藏將至其人若到當必相苦爲之奈何明夜俊又夢崔氏曰妾得計矣當入靈府中以避之及智藏至爲俊診脉曰疾已入心卽當發癎不可救也果如言俊數日薨上奇其妙賚物百段煬帝卽位智藏時致仕於家帝每有所苦輒令中使就詢訪或以輿迎入殿扶登御牀智藏爲方奏之用無不效年八十卒於家

莫君錫

古今醫統莫君錫不知何郡人大業中爲太醫煬帝晚年尤迷於色方士進大丹帝服之陽氣過盛日飲水百杯而渴不止君錫奏爲置氷於帝前日夕望之渴遂止

巢元方

古今醫統巢元方不知何郡人大業中爲太醫博士奉詔撰諸病源候論五十卷罔不該集今行世爲巢氏病源

楊上善

古今醫統楊上善不知何郡人大業中爲太醫侍御名著當代稱神診療出奇能起沈痾篤疾不拘局方迷內經爲太素知休咎今世之云太素脈皆宗之鮮有得其妙者

全元起

古今醫統全元起以醫鳴其實不在巢楊之下一時縉紳慕之如神患者仰之得則生捨則死其術悉祖內經所著內經訓解行世

許胤宗

舊唐書本傳許胤宗常州義興人也初事陳爲新蔡王外兵叅軍時柳太后病風不言名醫治皆不愈脈益沉而噤胤宗曰口不可下藥宜以湯氣熏之令藥入腠理周理即差乃造黃耆防風湯數十斛置於牀下氣如煙霧其夜便得語由是超拜義興太守陳亡入隋歷尙藥奉御武德初累授散騎侍郎時關中多骨蒸病得之必死遞相連染諸醫無能療者胤宗每療無不愈或謂曰公醫術若神何不著書以貽將來胤宗曰醫者意也在人思慮又脈候幽微苦其難別

意之所解口莫能宣且古之名手惟是別脈脉既精別然後識病夫病之於藥正有相當者惟須單用一味直攻彼病藥力既純病即立愈今人不能別脈莫識病源以情臆度多安藥味譬之於獵未知兎所多發人馬空地遮圍或冀一人偶然逢也如此療疾不亦疎乎假令一藥偶然當病復共他味相和君臣相制其勢不行所以難瘥諒由於此脈之深趣既不可言虛設經方豈加於舊我思之久矣故不能著述耳年九十餘卒

甄權

舊唐書本傳甄權許州扶溝人也嘗以母病與弟立言專醫方得其旨趣隋開皇初爲秘書省正字後稱疾免隋魯州刺史庫狄嶔苦風患手不得引弓諸醫莫能療權謂曰但將弓箭向垛一鍼可以射矣鍼其肩隅一穴應時即射權之療疾多此類也貞觀十七年權年一百三歲太宗幸其家視其飲食訪以藥性因授朝散大夫賜几杖衣服其年卒撰脉經鍼方明堂人形圖各一卷

甄立言

舊唐書甄權傳權弟立言武德中累遷太常丞御史大夫杜淹患風毒發腫太宗令立言視之既而奏曰從今更十一日午時必死果如其言時有尼明律年六十餘患心腹鼓脹身體羸瘦

私立福州中醫專校

已經二年立言診脉曰其腹內有蟲當是誤食髮爲之耳因令服雄黃須臾吐出一蛇如人人手小指唯無眼燒之猶有髮氣其疾乃愈立言尋卒撰本草音義七卷古今錄驗方五十卷

孫思邈

唐書本傳孫思邈京兆華原人通百家說善言老子莊周周洛州總管獨孤信見其少異之曰聖童也顧器大難爲用耳及長居太白山隋文帝輔政以國子博士召不拜密語人曰後五十年有聖人出吾且助之太宗初召詣京師年已老而聽聰視瞭帝歎曰有道者欲官之不受顯慶中復召見拜諫議大夫固辭上元元年稱疾還山高宗賜良馬鄱陽公主邑司以居之思邈於陰陽推步醫藥無不善孟詵盧照鄰等師事之照鄰有惡疾不可爲感而問曰高醫愈疾奈何答曰天有四時五行寒暑迭居和爲雨怒爲風凝爲雪霜張爲虹霓天常數也人之四肢五臟一覺一寐吐納往來流爲榮衛章爲氣色發爲聲音人常數也陽用其形陰用其精天人所同也失則蒸生熱否生寒結爲瘤贅陷爲癰疽奔則喘乏竭則焦槁發乎面動乎形天地亦然五緯縮贏孛彗飛流其危診也寒暑不時其蒸否也石生土踊是其瘤贅山崩土陷是其癰疽奔風暴雨其喘乏川瀆竭涸其焦槁高醫導以藥石救以砭劑聖人和以至德輔以人事故體有可愈之疾天有可振之災照鄰曰人事奈何曰心爲之君君尚恭故欲小詩曰如臨深淵如

私立福州中醫專校

履薄氷小之謂也膽爲之將以果決爲務故欲大詩曰赳赳武夫公侯干城大之謂也仁者靜地之象故欲方傳曰不爲利回不爲義疚方之謂也智者動天之象故欲圓易曰見幾而作不俟終日圓之謂也復問養性之要答曰天有盈虛人有屯危不自慎不能濟也故養性必先知自慎也慎以畏爲本故士無畏則簡仁義農無畏則惰稼穡工無畏則慢規矩商無畏則貨不殖子無畏則忘孝父無畏則廢慈臣無畏則勳不立君無畏則亂不治是以太上畏道其次畏物其次畏人其次畏身憂於身者不拘於人畏於己者不制於彼慎於小者不懼於大戒於近者不侮於遠知此則人事畢矣初魏徵等修齊梁陳周隋等五家史屢咨所遺其傳最詳永淳初卒年百餘歲　按酉陽雜俎孫思邈嘗隱終南山與宣律和尚相接每來往互參宗旨時大旱西域僧請於昆明池結壇祈雨詔有司備香燈凡七日縮水數尺忽有老人夜詣宣律和尚求救曰弟子昆明池龍也無雨久非由弟子胡僧利弟子腦將爲藥欺天子言祈雨命在旦夕乞和尚法力加護宣公辭曰貧道持律而已可求孫先生老人因至思邈石室求救孫曰我知昆明龍宮有仙方三千首爾傳與予予將救汝老人曰此方上帝不許妄傳今急矣固無所悋有頃捧方而至孫曰爾特還無慮胡僧也自是池水忽漲數日溢岸胡僧羞恚而死孫復著千金方三千卷每卷入一方人不得曉

私立福州中醫專校

張文仲　李虔縱　韋慈藏

舊唐書本傳張文仲洛州洛陽也少與鄉人李虔縱京兆人韋慈藏竝以醫術知名則天初爲侍御醫時特進蘇良嗣於殿庭因拜跪便絕倒則天令文仲慈藏隨至宅候之文仲曰此因憂憤邪氣激也若痛衝脅則劇難救自朝候未及食時即苦衝脅絞痛文仲曰若入心卽不可療俄頃心痛不復下藥日旰而卒文仲尤善療風疾其後則天令文仲集當時各醫共撰療風氣諸方仍令麟臺監王方慶監其修撰文仲奏曰風有一百二十四種氣有八十種大體醫藥雖同人性各異庸醫不達藥之性使冬夏失節因此殺人唯脚氣頭風上氣甞須服藥不絕自餘則隨其發動臨時消息之但有風氣之人春末夏初及秋暮要得通洩卽不困劇於是撰四時常服及輕重大小諸方十八首表上之文仲久視年終於尚藥奉御撰隨身備急方三卷行於代虔縱官至侍御醫慈藏景龍中光祿卿自則天中宗已後諸醫咸推文仲等三人爲首

按古今醫統韋訊道號慈藏善醫術常帶黑犬隨行施藥濟人元宗重之擢官不受世仰爲藥王醫家多祀之

狄仁傑

集異記狄梁公性閑醫藥尤妙鍼術顯慶中應制入關路由華州闤闠之北稠人廣衆聚觀如

私立福州中醫專校

堵狄梁公引轡遥望有巨碑大字云能療此兒酬絹千疋卽就觀之有富室兒年可十四五臥碑下鼻端生贅大如拳石根蒂綴鼻纔如食筋或觸之酸痛刻骨於是兩眼爲贅所縋目睛翻白痛楚危極頃刻將絶惻然久之乃曰吾能爲也其父母洎親屬叩顙祈請卽輦千絹寘於座側公因令扶起卽於腦後下鍼寸許仍詢病者曰針氣已達病處乎病人頷之公遽出針而疣贅應手而落雙目登亦如初曾無病痛其父母親眷且泣且拜則以　物奉焉公笑曰吾哀爾病之危逼吾蓋急病行志耳吾非鬻伎者也不顧而去

陳藏器　日華子

鄞縣志陳藏器與日華子二人皆開元時人藏器爲京兆府三原縣尉以神農本草遺逸尚多因別爲本草十卷中言人肉可療羸疾故後之孝子多行之　按日華子姓大名明集諸家本草近世所用藥各以寒溫性味華實禽獸爲類其言近其功用甚悉凡二十卷明正統間三山鄭珞守甯見延祐志因標云陳藏器與日華子倶四明人志逸其名今補之

王冰　元珠先生

古今醫統王冰寶應中爲太僕令號啓元子篤好醫方得先師所藏太素及全元起書大爲編次註素問答八十一篇二十四卷又著元珠十卷昭明隱旨三卷　按元珠先生不知何郡人

洞明素問極究微奧時太僕令王冰識其爲異人乃師事之遂以妙旨授冰冰由是大註素問今行世

王彥伯

酉陽雜俎荊州道士王彥伯天性善醫尤精別脉斷人生死壽夭百不差一裴胄尚書有子忽暴中病衆醫拱手或說彥伯遽迎使視脉之良久曰都無疾乃煮散數味入口而愈裴問其狀彥伯曰中無腮鯉魚毒也其子實因膾得病　初不信乃膾鯉魚無腮者令左右食之其疾悉同始大驚異焉

僧道廣

古今醫統僧道廣西蜀人好醫得不傳之秘乾德中有人病肌瘦如勞惟好食米闕之則口吐清水食米則快諸醫不辨道廣以雞屎及白米各半合炒末以水調頓服良久吐出如米形遂愈病源謂米瘕是也

蘇澄

古今醫統蘇澄宋良醫人病應聲者求療澄云古無此方惟以本草藥名盡呼之每呼一聲腹中輒應惟一藥即不應再三呼之無聲即以此藥爲主治之愈

史載之

括異志朱師古眉州人年三十時得疾不能食聞葷腥即嘔用火鐺旋煮湯沃淡飯數數食之醫莫能治史載之曰俗輩不讀醫經而妄欲療人可歎也君之疾正在素問經中名食掛凡人肺六葉舒張如蓋脾爲之蔽故不嗜食素問曰脾葉焦熱掛遂授一方下覆於脾予母氣和則進食一或有戾則肺不能舒買藥服之三日聞人食肉甚香取爾啖之遂愈

高若訥

宋史本傳高若訥字敏之本幷州榆次人徙家衛州進士及第皇祐五年爲觀文殿學士若訥彊學善記自秦漢以來諸傳記無不該通尤喜申韓管子之書頗明歷學因母病遂兼通醫書雖國醫皆屈伏張仲景傷寒論訣孫思邈方及外臺秘要久不傳悉考校訛謬行之世始知有是書名醫多出衛州皆本高氏學焉

錢乙

宋史本傳錢乙字仲陽本吳越王俶支屬祖從北遷遂爲鄆州人父顥善醫然嗜酒喜游一旦東之海上不反乙方三歲母前死姑嫁呂氏哀而收養之長誨之醫乃告以家世即泣請往迹尋凡八九反積數歲遂迎父以歸時已三十年矣鄉人感慨賦詩詠之其事呂如事父呂沒無

嗣爲收葬行服乙始以顱顖方著名至京師視長公主女疾授翰林醫學皇子病瘛瘲乙進黃土湯而愈神宗召問黃土所以愈疾狀對曰以土勝水水得其平則風自止帝悅擢太醫丞賜金紫由是公卿宗戚家延至無虛日廣親宗子病診之曰此可毋藥而愈其幼在傍指之曰是且暴疾驚人後三日過午可無恙其家恚不答明日幼果發癇甚急召乙治之三日愈問其故曰火色直視心與肝俱受邪過午者所用時當更也王子病嘔泄他醫與剛劑加喘焉乙曰是本中熱脾且傷奈何復燥之將不得前後溲與之石膏湯王不信謝去信宿浸劇竟如言而效士病欬面靑而光氣哽乙曰肝乘肺此逆候也若秋得之可治今春不可治其人祈哀強予藥明日曰吾藥再瀉肝而不少却三補肺而益虛又加唇白法當三日死今尙能粥當過期居五日而絕孕婦病醫言胎且墮乙曰娠者五臟傳養率六旬乃更誠能候其月偏補之何必墮已而母子皆得全又乳婦因悸而病既愈目張不得瞑乙曰煮郁李酒飲之便醉卽愈所以然者目系內連肝膽恐則氣結膽衡不下郁李能去結酒入膽結去膽下則目能瞑矣飲之果驗乙本有羸疾每自以意治之而復甚歎曰此所謂周痺也入臟者死吾其已夫既而曰吾能移之使在末因自製藥日夜飲之左手足忽攣不能用喜曰可矣所親登東山得茯苓大踰斗以法啖之盡由是雖偏廢而風骨悍堅如全人以病免歸不復出乙爲方不名一師于書無不闚不

靳靳守古法時度越縱舍卒與法會尤邃本草諸書辨正闕誤或得異藥問之必爲言生出本末物色名貌差別之詳退而考之皆合末年攣痺寖劇知不可爲召親友訣別易衣待盡遂卒年八十二　按醫學入門乙建爲五臟之方各隨所宜謂肝有相火有瀉而無補腎有眞水有補而無瀉皆啓內經之秘厥後張元素劉守眞張從政盡皆取法　又古今醫統乙著有傷寒指微嬰孩論若干卷

僧奉眞　元覺　法琮　了初

夢溪筆談四明僧奉眞善醫熙寧中名聞東都其診視妙不差銖分天章閣待制許元爲江淮發運使奏課京師時欲入對而其子疾亟瞑而不食惙惙欲死逾宿矣使奉眞視之曰脾已絕不可治死在明日元曰固然今方有事須陛對能延數日否奉眞曰此可爲也諸臟已衰唯肝臟獨過脾爲肝勝其氣先絕絕則死若急瀉肝氣令衰則脾少緩可延三日過此無術也乃投之藥至晚遂能張目稍稍啜粥明日漸蘇能食元極喜奉眞笑曰此不足喜肝氣暫舒耳無能爲也越三日果卒　按鄞縣志僧奉眞傳之元覺元覺傳之法琮及了初皆能續其術然

龐安時

宋史本傳龐安時字安常蘄州蘄水人兒時能讀書過目輒記父世醫也授以脈訣安時曰是

私立福州中醫專校

不足爲也獨取黃帝扁鵲之脈書治之未久已能通其說時出新意辨詰不可屈父大驚時年猶未冠已而病聵乃益讀靈樞太素甲乙諸秘書凡經傳百家之涉其道者靡不通貫嘗曰世所謂醫書予皆見之惟扁鵲之言深矣蓋所謂難經者扁鵲寓術於其書而言之不詳意者使後人自求之歟予之術蓋出於此以之視淺深決死生若合符節且察脉之要莫急於人迎寸口是二脉陰陽相應如兩引繩陰陽均則繩之大小等故定陰陽於喉手配覆溢於尺寸寓九候於浮沈分四溫於傷寒此皆扁鵲略開其端而予參以內經諸書考究而得其說審而用之順而治之病不得逃矣又欲以術告後世故著難經辨數萬言觀草木之性與五臟之宜秩其職任官其寒熱班其奇偶以療百疾著主對集一卷古今異宜方術脫遺備陰陽之變補仲景論藥有後出古所未知今不能辨嘗試有功不可遺也作本草補遺爲人治病率十愈八九踵門求診者爲辟邸舍居之親視飦粥藥物必愈而後遣其不可爲者必實告之不復爲治活人無數病家持金帛來謝不盡取也嘗詣舒之桐城有民家婦孕將產七日而子不下百術無所效安時之弟子李百全適在傍舍邀安時往視之纔見即連呼不死令其家人以湯溫其腰腹自爲上下拊摩孕者覺腸胃微痛呻吟間生一男子其家驚喜而不知所以然安時曰兒已出胞而一手誤執母腸不復能脫故非符藥所能爲吾隔腹捫兒手所在鍼其虎口既痛即縮手

私立福州中醫專校

所以遽生無他術也取兒視之右手虎口鍼痕出焉其妙如此有問以華佗之事者曰術若是非人所能爲也年五十八而疾作門人請自視脈曰吾察之審矣且出入息亦脈也今胃氣已絕死矣遂屏却藥餌後數日與客坐語而卒　按續明道雜志蘄水縣有高醫龎安時者治疾無不愈其處方用意幾似古人自言心解初不從人授也蘄有富人子竊出游偶鄰人有鬭者排動屋壁富人子方驚懼疾走出惶惑突入市市方陳刑尸富人子走仆尸上因大驚到家發狂性理遂錯醫巫百方不能已龎爲劑藥求得絞囚繩燒爲灰以調藥一劑而愈龎得他人藥嘗之入口卽知此何物及其多少不差也

張擴

歙縣志張擴字子充少好醫從蘄州龎安時游同學六十人安時獨喜擴後聞蜀有王朴善脈又能以太素知人貴賤禍福從之期年得衣領中所藏素書盡其訣乃辭去南陵有富人子傷寒不知人氣息僅存擴視之曰此嗜臥證也後三日當穌穌則欲飲欲飲與此藥必熟睡覺當得汗已而果然當塗郭祥正患嗽肌骨如削醫多以爲勞擴曰是不足憂就坐飲以藥忽大吐使視涎沫中得魚骨宿疾皆愈在建業有婦人叩門求醫者擴不在其弟揮爲診之及歸揮具言其狀擴曰弟與藥如是且瘳矣此其脈當嫠居三年左乳下有痣也驗之信然嘗有調官都

下者擴診之謂曰蝦游脈見不出七日當死後五日得通判齊州喜曰張擴妄言耳我適得官何謂死哉又二日晨起進盥臥地卽死建中靖國初范純仁方召而疾作問曰吾此去幾何擴曰公脈氣不出半年范曰使某得生至京師則子之賜也遂與偕行至京師奏補擴假承務郎未幾公以不起聞崇甯中黃誥補淮西提刑擴謂曰大夫食祿不在淮西行且還朝矣然非今日宰相所謂宰相者猶未起起則有召命不滿歲當三遷又曰大夫不病而細君病憂在九月及蔡京當國誥被召還歲中自戶部吏部遷左司郎中而妻劉亦適以九月卒尙書蹇序辰知應天府擴謂曰尙書無官脈旦夕當有謫俄被旨放歸田里復見之曰當得州果得杭州汪丞相微時祁門宰陳孺使徧視在學諸生次至公曰君位宰相然南人得北脈名宦當由北方起未幾登第調北京大名主簿不出北京積官至中奉大夫中興遂爲上相擴後以罪謫永州至洪州晨起見帥曰擴今日時加午當死後事以累公帥曰何至是擴曰吾察之血已入心矣退使人伺之及期卒

何澄

醫說宣和間有一士人抱病纒年百病不差有何澄者善醫其妻請到引入密室告之曰妾以良人抱病日久典賣殆盡無以供醫藥願以身酬澄正色曰娘子何爲出此言但放心當爲調

治取效切毋以此相汚不有人誅必有鬼神譴責未幾士人病愈何澄一夕夢入神祠判官語之曰汝醫藥有功不於艱急之際以色欲爲貪上帝令賜錢五萬貫官一員未幾月東宮疾國醫不能治有詔召草澤醫澄應詔進劑而愈朝廷賜官賜錢一如其夢

楊介

古今醫統楊介號吉老泗州人也世醫名聞四方有郡守病喉癰成流注久不愈召介治知其嗜食所致惟與生薑一味啖之食至一斤始知辛辣而癰愈守異而問之答曰公好食鷓鴣鷓鴣好食半夏遺毒於喉間非薑無以釋半夏之毒用之遂愈宋徽宗嘗苦脾疾諸醫用理中湯不效介以氷煎服而愈著傷寒論脉訣

朱肱

古今醫統朱肱號無求子吳興人善醫尤邃於傷寒潛心數十年窮經義之要成活人書奏進道君朝授奉議郎醫學博士　按醫學入門無求子治南陽太守疾時醫用小柴胡散連進三服胸滿公曰宜煎汁乃能入經絡攻病取快今爲散滯膈上宜作滿因煮二劑與之頓安

陸曮

船牕夜話陸曮奉化人以醫術行於時新昌徐氏婦病產不遠二百里輿致之及門婦已死但

私立福州中醫專校

胸堂間猶微熱陸入視之曰此血悶也能捐紅花數十斤則可以活主人亟購如數乃為大鍋以煮候湯沸遂以三木桶盛湯於中取牕格籍婦人寢其上湯氣微又進之有頃婦人指動半日遂甦蓋以紅花能活血故也

李生

揮麈餘話楊介吉老者泗州人以醫術聞四方有儒生李氏子棄業願娶其女以受其學執子壻禮甚恭吉老盡以精微告之一日有靈壁縣富家婦有疾遣人邀李生以往李初視脈云腸胃間有所苦耶婦曰腸中痛不可忍而大便從小便中出醫者皆以為無此證不可治故欲屈君子李曰試為籌之若姑服我之藥三日當有瘳不然非其所知也下小丸子數十粒煎黃耆湯下之富家依其言下膿血數升而愈富家大喜贈錢五十萬置酒以問之曰始切脉時覺芤脈現於腸部王叔和脉訣云寸芤積血在胸中關內逢芤腸裏癰此癰生腸內所致然所服者乃雲母膏為丸耳切脉至此可以言醫矣李後以醫科及第至博士李植元秀即其從子也

王克明

宋史本傳王克明字彥昭其始饒州樂平人後徙湖州烏程縣紹興乾道間名醫也初生時每乏乳餌以粥遂得脾胃疾長益甚醫以為不可治克明自讀素問難經以求其法刻意處藥其

私立福州中醫專校

病乃愈始以術行江淮入蘇湖鍼灸尤精診脉有難療者必沉思得其要然後與之藥病雖數證或用一藥以除其本本除而餘疾自去亦有不予藥者期以某日自安有以爲非藥之過過在某事當隨其事治之言無不驗士大夫皆自屈與遊魏安行妻病風痿十年不起克明施鍼而步履如初胡秉妻病氣秘腹脹號呼踰旬克明視之時秉家方會食克明謂秉曰吾愈恭人病使預會可乎以半硫丸碾生薑調乳香下之俄起對食如平常廬州守王安道風噤不語旬日他醫莫知所爲克明令熾炭燒地灑藥置安道於上須臾而蘇金使黑鹿谷過姑蘇病傷寒垂死克明治之明日愈及從徐度聘金黑鹿谷適爲先排使待克明厚甚克明訝之谷乃道其故由是名聞壯方後再從呂正己使金金接伴使忽被危疾克明立起之却其謝張子蓋救海州戰士大疫克明時在軍中全活者幾萬人子蓋上其功克明力辭之克明頗知書好俠尚義常數千里赴人之急初試禮部中選累任醫官王炎宣撫四川辟克明不就炎怒劾克明避事坐貶秩後遷至額內翰林醫痊局賜金紫紹興五年卒年六十七

皇甫坦

宋史本傳皇甫坦蜀之夾江人善醫術顯仁太后苦目疾國醫不能療詔募他醫臨安守臣張偁以坦聞高宗召見問何以治身坦曰心無爲則心安人主無爲則天下治引至慈甯殿治太

私立福州中醫專校

后目疾立愈帝喜厚賜之一無所受令持香禱青城山還復召問以長生久視之術坦曰先禁諸欲勿令放逸丹經萬卷不如守一帝歎服書清靜二字以名其庵且繪其像禁中荊南帥李道雅敬坦坦歲謁道隆興初道入朝高宗孝宗問之皆稱皇甫先生而不名坦又善相人嘗相道中女必爲天下母果爲光宗后

嚴防禦

船窗夜話宋孝宗嘗患痢疾衆醫不效德壽憂之過宮偶見小藥舖遣中使詢之曰汝能治痢疾否曰專科遂宣之因問得病之由語以食湖蟹多故致此疾遂令診脉醫曰此冷痢也其法用新米藕節細研以熟酒調服如其法數服而愈德壽乃大喜以金杵臼賜之乃命以官至今呼爲金杵臼嚴防禦家可謂不世之遇

許叔微

武進縣志許叔微字知可嘗舉鄉薦省闈不第歸舟次吳江平望夜夢白衣人曰汝無陰德所以不第叔微曰某家貧無資何以與人白衣人曰何不學醫吾助汝智慧叔微歸踐其言果得盧扁之妙凡有病者無問貴賤診候與藥不受其直所活不可勝計赴春官艤舟平望復夢白衣人相見以詩贈之曰施藥功大陳樓間處殿上呼臚喚六叔微不悟其意紹興壬子叔微以

私立福州中醫專校

第六人登科因第二名不錄遂陞第五其言則陳祖言其下則樓材方省前夢也晚歲取平生已試之方併記其事實以爲本事方又撰傷寒歌三卷凡百篇皆本仲景法又有治法八十一篇及仲景脈法三十六圖翼傷寒論二卷辨類五卷○按籌曝偶談許叔微精於醫云五臟蟲皆上行惟肺蟲下行最難治當用獺爪爲末調藥於初四初六日治之此二日肺蟲上行也

張元珪

鎮江府志張元珪丹徒人建炎間任太醫院御監高宗太子有疳疾元珪藥之愈勅賜金蝦蟆一並金帛酒果勅曰朕置太醫院儲奇藝以壽國脈蓄藥餌以拯疾厄其任匪輕非知運變權宜之士其奚以堪爾元珪業由世授術貫天人神功聖巧悉皆備焉允宜旌嘉用彰不朽太子久患疳疾諸醫不痊未究其源卿不啻同深識標本一藥而愈安不移時朕甚異之對以蝦蟆疳也特賜金蝦蟆及金帛酒果以賚不次之功欽哉非怪證無以顯奇效非奇效無以著神功加秩褒寵無待費辭勅書刊石以傳迄今六百載後裔世以醫著名

孫琳

愛竹談藪宋甯宗爲郡王時病淋日夜凡三百起國醫罔措或舉孫琳治之琳用蒸餅大蒜淡豆豉三物搗丸令以溫水下三十丸曰今日進三服病當減三之一明日亦然三日病除已而

果然賜以千緡或問其說曰小兒何緣有淋只是水道不利三物能通利故爾若琳者其可與語醫矣

張銳

古今醫統張銳字子剛鄭州人官爲團練死篤好醫方遂得精妙聲名遠著凡有求療雖及細民皆用意爲治一婦產後患大泄喉痹諸醫謂兩證不能並治以爲必死公視之與藥十餘粒使吞之咽通而瀉止人異之公曰理中丸裹紫雪耳喉痺非寒藥不可泄瀉非理中不止紫雪下咽則消釋無餘得至腹中則附子藥也夫何異

任度

醫學入門有患者嘗饑吞食下至胸便即吐出醫作噎疾膈氣治之無驗任度視之曰此疾蓋因蛇肉不消所致但揣心腹上有蛇形也病者曰素有大風常求蛇肉食之遂合硝黃以治微利而愈

唐與正

醫學入門唐與正治飲熱酒項高數寸用葛花倍服而愈治因服黑鉛丹臥則小便微通立則不能涓滴服諸通利藥不效公曰乃結砂時鉛不死硫黃飛去鉛入膀胱故臥則偏重猶可溲

立則正塞水道自不能通用金液丹三百丸分爲十服煎瞿麥湯下盖膀胱得硫黃積鉛成灰從水道下累累如細砂其病遂愈

張元素 子璧

金史本傳張元素字潔古易州人八歲試童子舉二十七試經義進士犯廟諱下第乃去學醫無所知名夜夢有人用大斧鑿心開竅納書數卷於其中自是洞徹其術河間劉完素病傷寒八日頭痛脈緊嘔逆不食不知所爲元素往候完素面壁不顧元素曰何見待之卑如此哉既爲診脉謂之曰脈病云云曰然初服某藥用某味乎曰然元素曰子誤矣某味性寒下降走太陰陽亡汗不能出今脉如此當服某藥則效矣完素大服如其言遂愈元素自此顯名元素治病不用古方其說曰運氣不齊古今異軌古方新病不相能也自爲家法云　按古今醫統張元素善察藥性氣味陰陽厚薄升沉之微李時珍稱其靈素而後一人著珍珠囊引經佐使李杲師事之盡得其學子璧得父業名著當時號雲岐子有脈談行世

劉完素

金史本傳劉完素字守眞河間人嘗遇異人陳先生以酒飲守眞大醉及寤洞達醫術若有授之者乃撰運氣要旨論精要宣明論慮庸醫或出妄說又著素問元機原病式特與二百八十

私立福州中醫專校

八字註二萬餘言然好用涼劑以降心火益腎水爲主自號通元處士云

張從正

金史本傳張從正字子和睢州考城人精於醫貫穿素難之學其法宗劉守眞用藥多用寒涼然起疾救死多取效古醫書有汗吐下三法亦有不當汗者汗之則死不當吐者吐之則死不當下者下之則死各有經絡脈理世傳黃帝岐伯所爲書也從正用之最精號張子和汗吐下妄庸淺術習其方劑不知察脈原病往往殺人此庸醫所以失其傳之過也其所著有六門二法之目存於世云　按河南通志張從正興定中召補太醫居無何辭去乃與麻知幾輩日遊㶏水之上講明奧義辨析元理遂以平日聞見及嘗試效者輯爲一書凡十四卷名曰儒門事親

成無已

古今醫統成無已世習儒醫無已尤該博羣書有敏質祖述仲景傷寒辨析表裏虛實極其旨趣著有傷寒論明理論凡數十卷行世

李杲

元史本傳李杲字明之鎮人也世以貲雄鄉里杲幼歲好醫藥時易人張元素以醫名燕趙間

私立福州中醫專校

杲捐千金從之學不數年盡傳其業家既富厚無事於技操有餘以自重人不敢以醫名之大夫士或病其資性高譽少所降屈非危急之疾不敢謁也其學於傷寒癰疽眼目病爲尤長北京人王善甫爲京兆酒官病小便不利目睛凸出腹脹如鼓膝以上堅硬欲裂飲食且不下甘淡滲泄之藥皆不效杲謂衆醫曰疾深矣内經有之膀胱者津液之府必氣化乃出焉今用滲泄之劑而病益甚者是氣不化也啓元子云無陽者陰無以生無陰者陽無以化甘淡滲泄皆陽藥獨陽無陰其欲化得乎明日以羣陰之劑投不再服而愈西曹椽蕭君瑞二月中病傷寒發熱醫以白虎湯投之病者面黑如墨本證不復見脈沉細小便不禁杲初不知用何藥及診之曰此立夏前誤用白虎湯之過白虎湯大寒非行經之藥止能寒腑臟不善用之則傷寒本病隱曲於經絡之間或更以大熱之藥救之以苦陰邪則他證必起非所以救白虎也有溫藥之升陽行經者吾用之有難者曰白虎大寒非大熱何以救君之治奈何杲曰病隱於經絡間陽不升則經不行經行而本證見矣本證又何難焉果如其言而愈魏邦彦之妻目翳暴生從下而上其色綠腫痛不可忍杲云醫從下而上病從陽明來也綠非五色之正殆肺與腎合而爲病邪乃瀉肺腎之邪而以入陽明之藥爲之使既效矣而他日病復作者三其所從來之經與翳色各異乃曰諸脉皆屬於目脈病則目從之此必經絡不調經絡不調則目病未已問之

果然因如所論而治之疾遂不作馮叔獻之姪櫟年十五六病傷寒目赤而煩渴脉七八至醫欲以承氣湯下之已煮藥而杲適從外來馮告之故杲切脉大駭曰幾殺此兒內經有言在脉諸數爲熱諸遲爲寒今脉八九至是熱極也而會要大論云病有脈從而病反者何也脉之而從○按之不鼓諸陽皆然此傳而爲陰症矣令持薑附來我當以熱因寒用法處之藥未就而病者爪甲頓變服至八兩汗䓁出而愈陝帥郭巨濟病扁枯二指着足底不能伸杲以長鍼刺骩中深至骨而不知痛出血一二升其色如墨又且謬刺之如此者六七服藥三月病良已裴擇之妻病寒熱月事不至者數年已喘嗽矣醫者率以蛤蚧桂附之藥投之杲曰不然夫病陰爲陽所搏溫劑太過故無益而反害投以寒血之藥則經行矣已而果然杲之設施多類此當時之人皆以神醫目之所著書今多傳於世云

陸怡

松江府志陸怡字悅道華亭人常在杭州得遺珠值千金候求者還之尤善醫汴人段氏客比鄰一夕溘死怡取馬櫪去底置大釜上舁死者內之蒸以葱藥及且皮腐而氣復大德間召至京師右丞相答刺罕哈剌哈孫使切脉竟曰丞相無疾惟左足大拇指一脈不到時哈孫欲試其藝先以物約之也稱爲神人欲官之力辭歸賜號悅道處士

私立福州中醫專校

葛應雷

蘇州府志葛應雷郡人字震父祖思恭宋宣義郎父從豫進義校尉皆攻醫應雷幼習舉子業學日進失亡遂以家藏方書研精覃思其處方製劑率與他醫異時浙西提刑李判官中州名醫也嘗因父疾自診之復咨於應雷聞其言論父子相顧駭愕曰南方亦有此人耶盡出所藏劉守眞張潔古諸書與之討論無不脗合而劉張之學行於江南者自此始扁其齋曰恒謂醫不可無恒也由平江醫學教授陞江浙醫官提舉

羅知悌

杭州府志羅知悌字子敬號太無錢唐人以醫侍穆陵甚見寵厚丹溪朱彥修志醫遍歷江湖不遇明者還至武陵遇知悌俟門下三載始得見知悌愛其誠盡以其術授之彥脩遂以醫名東南知悌能詞章善揮翰貧病無告予之以藥無不愈者仍贍以調理之資

朱震亨

戴良丹溪翁傳丹溪翁者婺之義烏人也姓朱氏諱震亨字彥修學者尊之曰丹溪翁翁自幼好學日記千言稍長從鄉先生治經爲舉子業後聞許文懿公得朱子四傳之學講道八華山復往拜焉益聞道德性命之說宏深粹密遂爲專門一日文懿謂曰吾臥病久非精於醫者不

能以起之子聰明異常人其肯游藝於醫乎翁以母病脾於醫亦粗習及聞文懿之言即慨然曰士苟精一藝以推及物之仁雖不仕於時猶仕也乃悉焚棄向所習舉子業一於醫致力焉時方盛行陳師文裴宗元所定大觀二百九十方翁窮晝夜是習既而悟曰操古方以治今病其勢不能以盡合苟將起度量立規矩稱權衡必也素難諸經乎然吾鄉諸醫鮮克知之者遂治裝出游求他師而叩之乃渡浙江走吳中出宛陵抵南徐達建業皆無所遇及還武林忽有以其郡羅氏告者羅名知悌字子敬世稱太無先生宋理宗朝寺人學精於醫得金劉完素之眞傳而旁通張從正李杲二家之說然性褊甚恃能厭事難得意翁往謁焉凡數往返不與接已而求見愈篤羅乃進之曰子非朱彥修乎時翁已有醫名羅故知之翁既得見遂北面再拜以謁受其所教羅遇翁亦甚歡乃授以劉張李諸書爲之敷揚三家之旨而一斷於經且曰盡去而舊學非是也翁聞其言渙焉無少凝滯於胸臆居無何盡得其學以歸鄉之諸醫泥陳裴之學者聞翁言即大驚而笑且排獨文懿喜曰吾疾其遂瘳矣乎文懿得末疾醫不能療者十餘年翁以其法治之良驗於是諸醫之笑且排者始皆心服口譽數年之間聲聞頓著翁不自滿足益以三家之說推廣之謂劉張之學其論臟腑氣化有六而於溫熱相火三氣致病爲最多遂以推陳致新瀉火之法療之此固高出前代矣然有陰虛火動或陰陽兩虛濕熱自盛者

私立福州中醫專校

又當消息而用之謂李之論飲食勞倦內傷脾胃則胃脘之陽不能以升舉并及心肺之氣陷入中焦而用補中益氣之劑治之此亦前人之所無也然天不足於西北地不滿於東南天陽也地陰也西北之人陽氣易於降東南之人陰火易於升苟不知此而徒守其法則氣之降者固可愈而於其升者亦從而用之吾恐反增其病矣乃以三家之論去其短而用其長又復參之以太極之理易禮記通書正蒙諸書之義貫穿內經之言以尋其指歸而謂內經之言火蓋與太極動而生陽五性感動之說有合其言陰道虛則又與禮記之養陰意同因作相火及陽有餘陰不足二論以發揮之於是翁之醫益聞四方以病來迎者遂輻輳於道翁咸往赴之其所治病凡幾病之狀何如施何良方飲何藥而愈自前至今驗者何人何縣里主名得諸見聞班班可紀　浦江鄭義士病滯下一夕忽昏仆目上視溲注而汗瀉翁診之脈大無倫即告曰此陰虛陽暴絕也蓋得之病後酒且內然吾能愈之急命治人參膏而且促灸其氣海頃之手動又頃而唇動及參膏成三飲之甦矣其後服參膏盡數斤病已　天台周進士病惡寒雖暑亦必以綿蒙其首服附子數百增劇翁診之脈滑而數即告曰此熱甚而反寒也乃以辛涼之劑吐痰一升許而蒙首之綿減半仍用防風通聖散飲之愈周固喜甚翁曰病愈後須淡食以養胃內觀以養神則水可生火可降否則附毒必發殆不可救彼不能然後竟疽發背死　浙

私立福州中醫專校

省平章南征閩粤還病反胃醫以爲可治翁診其脈告曰公之病不可言也卽出獨告左右曰此病得之驚後而使內火木之邪相挾氣傷液亡腸胃枯損食雖入而不化食旣不化五臟皆無所稟去此十日死果如言　鄭義士家一少年秋初病熱口渴而妄語兩顴火赤醫作大熱治翁診之脈弱而遲告曰此作勞後病溫惟當服補劑自己今六脈皆搏手必凉藥所致竟以附子湯啜之應手而瘥　浙東憲幕傅氏子病妄語時若有所見其家妖之翁切其脈告曰此病痰也然痰虛弦而沉數蓋得之當暑而飲酸又大驚傅曰然嘗夏因勞而甚渴恣飲梅水一二升又連得驚數次遂病翁以治痰補虛之劑處之旬浹愈　里人陳時叔病腹脹如斗醫用利藥轉劇翁診之脈數而濇告曰此得之嗜酒嗜酒則血傷血傷則脾土之陰亦傷胃雖受穀不能以轉輸故陽升陰降而否矣陳曰某以嗜酒前後溲見血者有年翁用補血之劑投之驗

　權貴人以微疾來召見翁至坐中堂自如翁診其脈不與言而出使詰之則曰公病在死法中不出三月且入鬼錄顧猶有驕氣耶果如期死　一老人病目無見使來求治翁診其脈微甚爲製人參膏飲之目明如常時後數日翁復至忽見一醫在庭煉礞石問之則已服之矣翁愕然曰此病得之氣大虛今不救其虛而反用礞石不出此夜必死至夜方半氣奄奄不相屬而死　一男子病小便不通醫治以利藥益甚翁診之右寸頗弦滑曰此積痰病也積痰在肺

肺爲上焦而膀胱爲下焦上焦閉則下焦塞譬如滴水之器必上竅通而後下竅之水出焉乃以法大吐吐已病如失　一婦人病不知稍蘇即號叫數四而復昏翁診之肝脈弦數而且滑曰此怒心所爲蓋得之怒而强酒也詰之則不得於夫每遇夜引滿自酌解其懷翁治以流痰降火之劑而加以香附以散肝分之欝立愈　一女子病不食面北臥者且半載醫告術窮翁診之肝脈弦出寸口曰此思男子不得氣結於脾故耳叩之則許嫁丈夫入曠且五年翁謂其父曰是病惟怒可解蓋怒之氣擊而屬木故能衝其土之結今宜觸之使怒耳父以爲不然翁入而掌其面者三責以不當有外思女子號泣大怒怒已進食翁復潛謂其父曰思氣雖解然必得喜則庶不再結乃詐以其夫有書旦夕且歸後三月夫果歸而病不作　一婦人產後有物不上如衣裾醫不能喻翁曰此子宮也氣血虛故隨子而下即與黃耆當歸之劑而加升麻舉之仍用皮工之法以五倍子作湯洗濯皺其皮少選子宮上翁慰之曰三年後可再生兒無憂也如之　一貧婦寡居病癩翁見之惻然乃曰是疾世號難治者不守禁忌耳是婦貧而無厚味寡而無欲庶可療也即自具藥療之病愈後復投四物湯數百遂不發動　翁之爲醫皆此類也　蓋其遇病施治不膠於古方而所療皆中然於諸家方論則靡所不通他人靳靳守古翁則操縱取舍而卒與古合　一時學者咸聲隨影附翁教之亹亹忘倦一日門人趙良仁

私立福州中醫專校

問太極之旨翁以陰陽造化之精微與醫道相出入者論之且曰吾於諸生中未嘗論至於此今以吾子所問故偶及之是盖以道相告非徒以醫言也趙出語人曰翁之醫其始橐籥於此乎羅成之自金陵來見自以爲精仲景學翁曰仲景之書收拾於殘篇斷簡之餘然其間或文有不備或意有未盡或編次之脫落或義例之乖舛吾每觀之不能以無疑因畧摘疑義數條以示羅尚未悟及遇治一疾翁以陰虛發熱而用益陰補血之劑療之不三日而愈羅乃歎曰以某之所見未免作傷寒治今翁治此猶以芎歸之性辛溫而非陰虛者所宜服又况汗下之誤乎翁春秋既高乃徇張翼等所請而著格致餘論局方發揮傷寒辨疑本草衍義補遺外科精要新論諸書學者多誦習而取則焉

潘璟

古今醫統潘璟不知何郡人善醫診視有異見一婦懷孕二歲一孕十四月俱不產璟診視之曰非孕也疾也作劑飲之孕二歲者下肉塊百餘孕十四月者下大蛇二婦俱得活

宋會之

錢塘縣志宋會之名醫也治水蠱碎乾絲瓜入巴豆十四粒同炒獨用瓜炒陳倉米而去之研成丸服百粒其言曰巴豆逐水瓜象人絡僅借爲引而以米投胃氣是深知醫者

私立福州中醫專校

莫仲仁

松江府志莫仲仁華亭人病聾以醫鳴邑人某病蠱衆醫莫療仲仁以峻劑吐蠱數升立愈某病寒適七日發强且縮法死仲仁徐以常藥理之而平某病痢噤不食者七日氣殆絕仲仁投以湯即納食飲而起有大官病瘵衆醫爭進仲仁望而走曰雖扁鵲不可爲已出門而殂其神驗若此

項昕

醫學入門項昕號抱一翁婺源人治一病脅痛衆以爲癰投諸香薑桂之類益甚陽脈弦陰脈微濇公曰弦者痛也濇者腎邪有餘也腎上薄於脅不能下且腎惡燥今服燥藥過多非得利不愈先用神保丸下黑溲痛止更服神芎丸或疑其太過公曰向用神保丸者以腎邪透膜非全蠍不能引導然巴豆性熱非得硝黃蕩滌後遇熱必再作乃大泄數次病愈經曰痛隨利減是也治一婦腹脹如鼓四體骨立醫以爲孕爲蠱爲瘵公診曰此氣搏血室耳服血藥多而失於順氣經曰氣血同出而異名故治血必先順氣俾經隧得通而後血可行乃以蘇合丸投之三日而腰痛曰血欲行矣急以硝黃峻逐之下瘀血如瓜者十餘枚而愈所以知其病者以其六脈弦滑而弦數者氣結滑者血聚實邪也故氣行而大下之　又一婦病同而診異公曰不

治法當數月死向者女子脈滑而實邪今脈虛爲元氣奪矣　又一女子病亦同而亦脈獨弦公曰眞臟脈見法當踰月死後皆如其言　治一人夏月病甚衆以爲　公診其脈細數而實細數者暑也暑傷氣宜虛今不虛而反實乃熱傷血藥爲之也與白虎湯飲之立瘥　治一人胸膈壅滿甚篤昏不知人公診其脈陽脈浮滑陰脈不足浮爲風滑爲血聚始爲風傷肺陰脈不足乃過於宣逐也諸氣奪肺肺氣治則出入易菀陳除故行其肺氣病當自已初以杏仁薏米之劑灌之立甦繼以升麻黃蓍桔梗消其膿服之逾月而愈

王好古

古今醫統王好古字從之號海藏古趙人性明敏通經史好醫方師李明之所著醫壘元戎十二卷醫家大法三卷仲景詳辨活人節要歌湯液本草此事難知斑疹論光明論標本論傷寒辨惑論等書行世

葛乾孫

明外史本傳葛乾孫字可久長洲人父應雷以醫名乾孫體貌魁碩膂力絕人好擊刺戰陣之法後折節讀書兼通陰陽律歷星命爲文章有名屢試不偶乃傳父業然不肯爲人治疾或施之輒著奇效名與金華朱丹溪埒一書生傷寒不汗發狂循河走乾孫捽置水中良久出之裹

私立福州中醫專校

以重棉乃汗而解一富家女病四肢痿痺目瞪不能食衆醫治不效乾孫命悉去房中香奩流蘇之屬掘地坎置女其中令家人俟女手足動有聲則告久之女果舉手足而呼投藥一丸明日女自坎中出矣蓋此女平日嗜香而脾爲香氣所蝕故得是證其療病不用方藥如此至正時天下大亂乾孫推己祿命不利慨然謂其友曰聞中原豪傑並起而我不得與命也今六氣淫厲吾犯咸池殆將死矣一日見武士引弓取挽之及彀歸叩下血命子煮大黃四兩飲之子密減其半血不下詰知其故語之曰無傷我命盡來年今則未也再服二兩而愈明年果卒

倪維德

明外史本傳倪維德字仲賢吳縣人祖父以醫顯維德幼嗜學已乃業醫以內經爲宗病大觀以來醫率用裴宗元陳師文和劑局方故方新病多不相合乃求金人劉完素張從正李杲三家書讀之出而治疾無不立效周萬戶子八歲昏眊至不識饑飽寒暑時以土炭自塞其口維德診之曰此慢脾風也脾藏智慢則智短急以疏風助脾劑投之即愈顧顯卿右耳下生癭大與首同痛不可忍更數十醫莫能治維德曰此手足少陰經受邪也煮藥飲之踰月而愈劉子正妻病氣厥或哭或笑人以爲祟所憑維德曰兩手脈俱沉胃脘必有所積積則痛問之果然以生熟水導之吐痰涎數升而愈盛架閣妻左右肩臂奇癢延及頭面不可禁灼之以艾則暫

止維德診其左脉沉右脉浮且盛曰此滋味過厚所致也投以劑旋已林仲實以勞得熱疾熱隨日出入爲進退暄盛則增劇夜涼雨則否如是者二年維德曰此七情內傷陽氣不升陰火漸熾故溫則進凉則退投以東垣內傷之劑其疾立止他所療治多類此常言劉張二氏多主攻李氏惟調護中氣主補益隨時推移不得不然故其處方不執一說常患眼科雜出方論無全書著元機啟微又校訂東垣試效方並刊行於世洪武十年卒年七十五

滑壽

明外史本傳滑壽字伯仁先世襄城人徙儀眞後又徙餘姚幼警敏好學能詩京口王居中名醫也客儀眞壽從之學授以素問難經壽卒業乃請益曰素問詳矣獨書多錯簡愚將分藏象經度等爲十二類鈔而讀之難經又本素問靈樞其間榮衛臟腑與夫經絡腧穴辨之博矣而缺誤或多愚將本其義旨注而讀之何如居中躍然曰甚矣子之善學也速爲之壽晨夕研究參會張仲景劉守眞李明之三家既學鍼法於東平高洞陽盡得其術嘗言人身六脉雖皆有繫屬惟督任二經則包乎腹背而有專穴諸經滿而溢者此則受之宜與十二經并論乃取內經骨空諸論及靈樞經所述經脈著十四經發揮三卷通考隧穴六百四十有七他如讀傷寒論鈔診家樞要痔瘻篇及採諸書本草爲醫韻皆有功於世故所至人爭迎致以得其一言定

死生爲無憾晚自號攖寧生江南北浙東西無不知有攖寧生者年七十餘容色如童孺行步蹻捷飲酒無算既歿天台朱某摭其治疾神效者數十事作傳故其所著述益有稱於後　按醫學入門滑壽嘗治婦人病小便澀中滿喘渴脉三部皆弦而澀醫皆以嬰麥梔苓滑利藥而秘益甚壽曰水出高源膻中之氣不化則水液不行病因於氣徒行水無益法當治上焦乃與朱雀湯倍枳梗長流水煎一服而溲再服氣平而愈　治一婦人有孕九月病滯下日五七十起後重下迫壽以消滯順氣丸藥下之愈而孕不動素問曰有故無殞也　治一婦人經水將來三五日前臍下痛如刀刺寒熱交作下如黑豆汁既而水行因而無孕兩尺沉濇欲絕餘部皆弦急壽曰此下部寒濕邪氣搏於衝任衝主血海任主胞胎爲婦人血室故經事將來邪與血爭如此宜治下焦遂以辛散苦溫理血之藥令先經期日日服之凡三次愈　治一人因心高志大所謀不遂怔忡善忘口淡舌燥多汗四肢疲軟發熱小便白濁諸醫以內傷不足進鹿茸附子公視其脈虛大而數曰此思慮過度少陰君火爲患耳夫君火以名相火以位相火代君火行事相火一擾能爲百病況少陰乎用補中益氣硃砂安神丸空心則進坎離丸月餘而愈　治一孕婦病咳痰氣逆惡寒咽膈不利不嗜食浹旬脈浮緊形體瘦壽曰此上受風寒也授以辛溫生津液開湊理散風寒而嗽自止　治一婦人暑月身冷自汗口乾煩燥欲臥泥水

中脈浮而數沉立豁然虛散壽曰脈至而從按之不鼓爲陰盛格陽證得之飲食生冷坐臥風露乃與元武湯冷飲三服而愈、治一婦人病寒疝自臍下上至心皆脹滿疼痛而脅痛尤甚嘔吐不進飲食兩手沉結不調壽曰此由寒在下焦宜急攻其下無攻其上爲灸章門氣海中脘內服元胡索官桂胡椒佐以茴木諸香茯苓青皮而愈　又紹興府志滑壽醫能決生死一婦孕患腹痛呻吟隔垣聞其聲曰此蛇妖也砭之產數蛇得不死又一婦臨產而死視之曰此小兒手捉其心耳砭之即甦少頃兒下大指有砭跡姚人所傳如此壽與丹溪朱彥修齊名所著有難經本義等書葉知府逢春云壽蓋劉文成基之兄易姓名爲醫文成既貴嘗來勸之仕不應留月餘乃去

呂復

醫學入門呂復字元膺鄞人以母病攻岐扁術　治一女孩病嗜臥面頰赤而身不熟醫以慢驚治之兼旬不愈復診其脈右關獨滑而數他部大小等而和曰此女無病關滑爲有積食意必乳母嗜酒酒後輒乳故令女醉非風也及詰之果然遂以枳殼葛花日二三服而愈　治一傷寒人靜脈伏又無苔胎而兩顴赤如火語言不亂復曰此血爲熱搏氣無所依必大發斑而後脈出及揭其襟赤斑爛然即用化毒湯繼投承氣湯下之頓愈此症發脈於無脈長沙未論

復祗以意消息耳妙極　治一婦人病喘不得臥氣口盛人逆一倍厥陰弦動而疾兩尺俱短而離復曰得之毒藥動血以致胎死不下奔廹而上冲非風寒作喘也乃用催生湯倍芎歸煮二三盞服之夜半果下死胎喘止而愈　治一人下利完穀脈兩尺俱弦長右關浮於左關一倍目外眥如草滋蓋肝風傳脾因成飧泄非臟寒所致以小續命湯減麻黃加朮三五服而愈　治一室女經閉五月腹大如有孕復診之面色乍白乍赤者鬼也非有異夢則鬼靈所憑耳乃以桃仁煎下五七枚而愈　治一人偶搔膕中瘡出血如泉不止復視時已困極無氣可言脈惟尺部如絲他部皆無乃以四逆湯加荊芥防風其脈漸出更服十全大補一劑遂痊　治一人見殺人驚風入心疾作奔走不避水火或哭或歌脈上部皆弦滑左部逕於右復曰乃痰溢膻中灌於心包因驚而風纏五臟耳即爲藥吐痰一斗許徐以驚氣丸服之而愈　治一人嗜酒善食忽溲如脂脉兩手三部皆洪數而左手尤躁復曰此三陽病由一水不勝五火乃移熱於小腸不癃則淋乃以琥珀滑石石膏黃檗清之繼以龍膽辰砂末拌柿蘸食方寸匕即愈　治一人因驚恐飧泄彌年衆皆謂休息痢治以苦堅辛燥弗效復診其脈雙弦而浮非飲食勞倦所致乃驚風也肝主風故慮風日甚困肝而成泄當平肝太過扶土不及其泄自止乃用黃犉牛肝和以攻風健脾之劑服之逾月而愈　治一婦癃病小腹痛衆以爲瘕聚復循其少

陰脉如刀刃之切手胞門芤而數知其陰中痛癰結小腸膿已成脹迫於玉泉當不得前後溲溲則痛甚遂用國老膏加將軍血竭琥珀之類攻之膿自小便出而愈　治一客患三陽合病脉皆弦長以方涉海爲風濤所驚遂吐血一升許且脅痛煩渴譫語適是年歲運左尺當不應諸醫以爲腎絕復曰此大和脉無憂也遂投小柴胡減參加生地半劑後俟其胃實以承氣湯下之得利而愈　治一人傷寒踰月既下而熱不已脅及小腹偏左脹滿肌肉色不變俚醫以爲風經四旬其毒循宗筋入睾丸赤脹若匏子瘍醫刺潰之而脇腹脹痛如故復診尺中皆數滑而芤曰脉數不時則生惡瘡關內逢芤則內癰作其脇之腫乃癰作膿經曰癰疽不得達時亟下之慎勿晚乃與雲母膏作丸衣以乳香而用硝黃煎湯送下之下膿五升明日下餘膿而愈　按古今醫統呂復博學精醫有異見凡有奇病輒以奇方治之無不愈時一人兩目視物皆倒植求療於復詢其由大醉後得大吐須臾而目視則倒復診其脈左關浮促知其飲酒大吐上焦反覆以致膽腑顛倒視物則然法當吐以正其氣遂用藜蘆瓜蒂散以涌之後則復吐而愈　又甯波府志浙省平章左荅納失里在帥府病無寐心悸神懾如處孤壘而四面受敵雖堅臥密室睫未嘗交也召復診曰左關之脈浮而虛察其色少陽之支外溢於目膽虛而風乘以入故無寐因投禁方烏梅湯抱膽丸日再服遂熟睡比寤病如脫其神效類如此

周漢卿

宋濂集予聞松陽周君漢卿以醫名者久矣一日予㨗鄭叔韡復來青蘿山中述其詳曰周君之醫精甚他固不能知姑即士君子所常道者言之　括蒼蔣仲良左目爲馬所踢其睛突出懸如桃羣工相顧曰是系絡既損法當瞽周君笑而不答以神膏封之越三日目如初　華川陳明遠患瞽者十年百藥屢嘗而不見效自分爲殘人周君視之曰是翳雖在內尙可治用鍼從背入睛背掩其翳下之目欻然辨五色　陳以爲神武城男子病胃痛當痛不可忍嚙齒刺刺作聲或奮擲乞死弗之得他醫用大攻湯治皆不愈周君以藥納鼻竅中俄大吐吐出赤蟲尺餘口眼咸具痛即止　東白馬氏婦有孕歷十四月不產形瘠色且黑周君脈之曰非孕也乃爲妖氣所乘耳以藥下之一物如金魚疾旋已　永康應童嬰腹疾恒痀瘻行久不伸周君解裳視之氣衝起腹間者二其大如臂周公刺其一魄然鳴又刺其一亦如之稍按摩之氣盡解平趨無瘇行　長山徐嫗遘驚疾初發手足顫掉褫去裳衣裸而奔或歌或哭牽拽如舞木偶粗工見之吐舌走以爲鬼魅所惑周君當刺其十指端出血已而安　虎林黃氏女生瘰癧環頸及腋凡十九竅竅破白瀋出右手拘攣不可動體火熱家人咸憂趣匠制棺衾周爲剔竅母深二寸其餘以火次第烙數日成痂痂脫如恒人　於越楊翁項有疣其鉅類瓜因醉仆偕

私立福州中醫專校

下疣潰血源源流凡疣破血出弗休必殺人他醫辭不進周君劑檨其穴血即止　義烏陳氏子腹有由隱起捫之如罌或以爲奔豚或以爲癥瘕周君曰脉洪且乳癰發於腸也即用燔鍼如筴者刺入三寸餘膿隨鍼射出其流有聲愈　諸曁黃生背彎曲杖而行人以風治之周君曰非風也血濇不通也爲刺兩足崑崙穴頃之投杖而去　其醫之甚精如此

王履

明史外傳王履字安道崑山人學醫於金華朱彥修盡得其術嘗謂張仲景傷寒論爲諸家祖後人不能出其範圍且素問云傷寒爲病熱言常而不言變至仲景始分寒熱立辨然義猶未盡乃備常與變作傷寒立法考又謂陽明篇無目痛少陰篇言胸背滿不言痛太陰篇無嗌乾厥陰篇無囊縮必有脫簡乃取三百九十法去其重複者得二百三十八條復增益之仍爲三百九十七法極論內外傷經旨異同併中風中暑辨名曰溯洄集凡二十一篇又著百病鈎元二十卷醫韻統一百卷學者宗之履工詩文兼善繪事嘗遊華山絕頂作圖四十幅記四篇詩一百五十首時所稱爲乾孫呂復周漢卿輩及履皆元末人至明初始卒

俞用古

浙江通志俞用古新昌人有病人危篤延用古治一人無病欲試其術亦入帳中俟病者診畢

而後求診用古曰初診者可治次診者必死主人大笑之已而果然王氏數口忽啞用古問其所嗜曰雉用古曰我知之矣以薑汁飲之立愈蓋雉多啄半夏其毒在内故也一女子欠伸兩手直不能下用古曰須灸丹田因灼艾詐解其裙帶女子驚護之兩手遂下

戴思恭

明外史本傳戴思恭字原禮浦江人授學於義烏朱震亨先生一見思恭愛其才敏肅以醫術傳之思恭遂以醫鳴洪武時徵爲御醫有所療治立效太祖愛重之燕王患瘕韓奭治不效太祖遣思恭往治問所用藥良是思恭念何以不效乃問王何嗜曰嗜莊芹思恭曰得之矣投一劑夜暴下視之乃細蝗也晉王末疾思恭療之愈已再發即卒太祖怒逮治王府諸醫思恭從容進曰臣嘗奉命視王疾啓王曰疾今即愈但毒在膏肓即復作不可療也今果然矣諸醫由是免死一妃嗜燒酒致腹痛治之而瘥思恭曰十年必復發發則難救後果驗思恭時已老風雨輒免朝太祖得疾少間出御右順門召諸醫侍疾無狀者悉付獄獨慰思恭曰汝仁義人也事無預汝毋恐已而駕崩太孫嗣位罪諸醫獨擢思恭太醫院使遼簡王聞太祖語大書仁義二字賜之肅莊王慶靖王咸爲贊詠以賜永樂初以年老乞骸骨奏四上乃許夏遣使者徵入免其拜特召乃進見其冬復告歸遣官護送賚金帛踰月而卒年八十三歲遣行人致祭所著

有證治要訣證治類元類證用藥總若干卷皆隱括丹溪之書爲之又訂正丹溪金匱鉤元三卷間附以己意人謂無愧其師云　按宋濂集樂原忠妻亦蘇人因免乳後病驚身翩翩然如升浮雲之上舉目則室廬旋運持身弗定他醫欲以補虛治驚皆不效原禮曰左脈雖芤且濇神色不動是因驚致心包絡積汚血耳法宜下之下積血如漆者一斗即愈　留守衛吏陸仲容之內子病熱妄見神鬼手足瞤動他醫用黃連清心湯不中原禮視之曰形瘦而色不澤乃虛熱耳法當以李杲甘溫除大熱之法爲治即經所謂損者溫之者也服參耆而安　原禮從叔仲章六月患大熱面赤口譫語身發紅斑他醫投以大承氣湯而熱愈熾原禮脈之曰左右手皆浮虛無力非眞熱也張子和云當解表而勿攻裏此證似之法當汗遂用附子乾薑人參白朮爲劑烹液冷飲之大汗而愈　諸暨方氏子婦瘧後多汗呼媵人易衣不至怒形於色遂昏厥若死狀灌以蘇合香丸而甦自後聞人步之重雞犬之聲輒厥逆如初原禮曰脈虛甚重取則散是謂汗多亡陽正合經意以黃耆人參日補之其驚漸減浹旬而安　松江朱仲文長夏畏寒身常挾重纊食飲必熱如火方下咽微溫則嘔他醫授以胡椒煮伏雌之法日啖雞者三病愈亟原禮曰脈數而大且不弱劉守眞云火極似水此之謂矣椒發陰經之火雞能助痰祗以益其病爾以大承氣湯下之晝夜行二十餘頓減　之半復以黃連導痰湯益竹瀝飲之

竟瘳　姑蘇朱子明之婦病長號數十聲暫止復如前人以爲厲所憑莫能療原禮曰此鬱病也痰閉於上火鬱於下故長號則氣少舒經云火理可已此也不兩劑而安　其用心也篤故治疾往往多奇驗有如此

祝仲寧

醫學入門祝仲寧永樂時人治小兒八歲哮喘不得臥聲如拽鋸用瀉火清氣之劑而愈或曰小兒無火公曰人有老稚諸氣賁鬱肺火之發則同治墜馬不醒人事他醫用理傷續斷之藥不效公曰以降火消痰立愈治周身百節痛及胸腹脹滿目閉支厥爪甲青黑醫以傷寒治之七日昏沉弗效公曰此得怒氣與痰相搏與四逆散加黃芩黃連瀉三焦火而愈

萬全

湖廣通志萬全字密齋羅田諸生隱於醫所著書甚多而於痘疹尤精一日在鄉先生家有兩新婦進欲避全鄉先生曰萬先生老無妨也兩婦年俱二十餘全曰此皆未痘痘將作矣一可救一不可救越一月兩婦布痘果如其言遊郡城有布痘者死已半日矣全過其門視之曰可活置污泥中三日痘復發進數七而蘇有豪家少年聞其名不爲心服一日佯爲大病重幃密室呼全診脈全診之曰越十五日當死不可救何須藥少年叱之曰我何病聊試汝耳全曰診

視如此不知病也果至十四日病死

姚暘 姚蒙

松江府志姚暘字啓明華亭人父潤祖元醫學教授好古博雅著稱吳越暘少孤事母孝世其家學洪武中以人材試行人宣德間除莆田知縣有聲未幾辭歸號柳隱孫蒙字以正沉靜博學善醫尤精太素脈定人休咎若符契巡撫鄒來學常使視脈蒙既叙病源因曰公根器別有一竅出汚水來學大驚曰此隱疾何由知蒙曰以脉得之左關滑而緩肝第四葉有漏洞下相通既久來學改容謝請藥弗予屈指計曰但還留臺五日可到來學解其意卽治行果抵會同館聞卒蒙屢徵不起臨終作謝世辭警悟超脫蓋有所見云

錢瑛

蘇州府志錢瑛字良玉宗道子世傳顱顖醫宣德中入太醫院甯陽侯孫生九月驚悸數啼而汗百方莫效瑛後至命坐兒於地使掬水爲戲驚啼頓止人問之曰時當季春兒豐衣帷處不離懷抱熱鬱難泄使近水則火邪殺得土則臟氣平不藥自愈子恒愷悌愷皆世其業

王倘

杭州府志王倘休寧人居儀鳳塲曰少習外科事母以孝聞母病往浦江求醫風雨寒甚遇虎

徘徊號泣忽遇異人曰我能爲子醫延至家備極恭敬異人曰子能孝母又天眞不鑿可以傳道因過山中指道旁一草示之曰以此治人傷可死中回生如言治之凡跌壓折傷者卽氣絕三日以箸啓齒灌藥無不立生或腦裂顖破則搏腦斂藥越百日無所損間有腹剖腸出則洗腸納腹中用桑皮綫縫合迄無恙造門乞藥者率以先後爲序不問貧富人咸感悅居恆患痔疾邑中稱爲王痔

盛寅

明外史本傳盛寅字啓東吳江人受業於郡人王賓初金華戴原禮客吳下賓與之遊冀得其醫術原禮笑曰吾固無所吝君獨不能少屈乎賓謝曰吾老矣不能復居弟子列他日伺原禮出竊發其書以去醫遂有名將死無子以授寅寅既得原禮學復討究內經以下諸方書醫道大行永樂初爲醫學正科坐累遞入南京至則駕已北幸輸作天壽山列侯監工者見而奇之令主書算先是有中使督花鳥於江南主寅舍病脹寅愈之適遇諸途驚曰盛先生固無恙耶予所事太監正苦脹曷與我視之既視投以藥卽愈適成祖西苑較射太監往視成祖遙望見愕然曰謂汝死矣安得生太監具以告因盛稱寅卽召入便殿令診脈寅奏上脉有風濕病帝大然之曰吾遂寇出塞動至經年爲風寒所侵吾謂是濕而諸醫不知幾誤我進藥果效遂授

御醫一日雪霽召見帝語白溝河戰勝狀氣色甚厲寅曰是殆有天命耳帝不懌起而視雪寅復詠唐人詩長安有貧者宜瑞不宜多句聞者咋舌他日與同官對奕御藥房帝猝至兩人斂枰伏地謝死罪帝命終之且坐以觀寅三勝帝喜命賦詩立就帝益喜賜象牙棋枰并詞一闋帝晚年猶欲出塞寅以帝春秋高勸毋行果有榆木川之變仁宗在東宮時妃張氏經期不至者十月衆醫以妊身賀寅獨謂不然出言病狀妃遙聞之曰醫之言甚當有此人奈何不令早視我及疏方乃破血劑東宮怒不用數日病益甚命寅再視疏方如前妃令進藥而東宮慮墜胎械寅以待已而血大下病旋愈當寅之被繫也闔門惶怖曰是殆磔死或曰且籍沒既三日紅仗前呼還邸舍賞賜殊腆寅與袁忠徹素爲東宮所惡既愈妃疾皮怒稍解然意猶甚懼忠徹曉相術知仁宗壽不永密言於寅寅猶畏禍及仁宗嗣位求出爲南京太醫院宣宗立召還以正統六年卒初寅晨直御藥房忽昏眩欲死募人療寅莫能應一草澤醫人應之一服而愈問狀其人曰寅空心入藥房卒中藥毒能和解諸藥者甘草也帝問寅果空腹入乃厚賜草澤醫人而遣之

徐彪

松江府志徐彪字文蔚太醫院使樞子也正統十年以能醫薦入太醫院時代王久病瘧又昌

私立福州中醫專校

平侯鵠洪在邊疾篤受詔往視皆不旬日而瘳遂留御藥房十三年擢御醫景泰二年遷院判常侍禁中每以醫諫景帝問藥性遲速對曰藥性猶人性也善者千里而不足惡者一日而有餘問攝生以固元氣對因事納忠類此六年預修中秘書錄子壇爲國子生彪質直洞達善談議少從父入秦其邸舍元許衡遺址也秦王以魯庵題之秦中稱爲魯庵及歸老以詩書適情自號希古所著本草證治辨明論咳嗽條傷寒纂例各一卷

徐述 徐迪

武進縣志徐述毗陵人毗陵舊以醫著姓者稱徐蔣湯丁云徐之先世居毗陵元兵屠城獲脫復被擄至燕久之得常州織染局官以歸生二子長曰養浩博通儒書始業醫爲無錫州學教授子仲清繼其業尤精爲湖州路儒學教授子矩用薦兩任襄縣黃縣教諭生三子長曰述字孟魯次曰迪字孟恂又次曰選字孟倫述善診迪善意述診決人生死旦夕歲月若神軸所治不盡責效於湯液醪醴率以意爲之述常過市市人躍而踰櫃請診迪曰子廚已斷法當死市人曰吾方食飽而出本無疾也烏得死至暮果死其他病甚且暝述許其生血肉華色動履如常述謂其死而險者尤衆 一女子傷於怒內向臥不得轉迪診之因索花作婦人粧且歌且笑患者聞之不覺回頭大笑而愈 一孕婦仰而探物遂不能俯迪令之衣以裙數十層被之

衆中以漸而解每解一裙輒擲之婦前解至中褕其婦不覺用手力護因得俯 一人病俯而不能仰迪令之坐因以大鈹針徐擬之其人漸避漸仰其用意皆此類 至其用鍼尤多神效俗呼曰徐神仙然三人者皆負意氣好施與博物洽聞于諸家多所究心述尤工天文選更以孝友稱歲且除從宜與載米百斛還未至家遍索故人與之家人方潔釜待炊弗恤也吳人周克恭者嘗有所託於選家人弗知也克恭沒選急走其家悉還之道遇一貧人寒甚急解襦與之述嘗夜讀岳武穆傳怒甚持梃起無所洩忿碎其盎於 下鄰人驚問之曰吾方切齒於檜賊也洪武中述迪皆以他醫累當遠戍選贅得免迪將奉母行選不忍也遂同行艱苦備嘗者廿年不以爲勞正統初述語族子曰天象如此不越三年萬乘其蒙塵乎既而曰其在己巳也是年果有土木之變景皇帝嘗召見述欲官之不果厚賜金帛以歸述著有難經補注

武鳴岡

介休縣志武鳴岡璣孫趙郡伯召視婦疾帷數婦試之至後一人曰餘都無病惟此一人始受胎耳其夫未知也因以藥驗之必動然須小損吏一劑療之亦不至後患已而果然郡人何三泉亦業醫患怔忡頭暈四肢無力久不愈鳴岡診曰汝躬炮炙坐臥藥室中乎臟腑弱毒氣所侵也飲甘草湯數錢而止著效甚多不具述其父武惟眞亦能醫療疾不計利鳴岡實家傳也

私立福州中醫專校

葛林

杭州府志葛林字茂林錢塘人攻小兒科名聞京師成化年命內臣徐來杭驛致之充太醫院官時武廟方在嬰稚皇太后保護甚周每召供御一夕武廟痘疾作中外惶怖夜分召林一匕而安明日使與宴有白金彩幣之賜汪比部有子年二十五矣忽患痘而汪朋醫以爲無恙也林視之怫然迨五日而足七日而靨至十四日而痂落林曰究其在彌月乎至期而其子晏然汪置酒高會者以誚林者林視其子之足底有泡結癜膚內曰吁其百日哉迨是日而暴歿汪以爲神問其故林曰痘者搆形之餘穢也苟有纖芒未盡亦無生理是疾初發自腎而不知暢是以必死既血流着於足底焉以故發之緩也汪歎服少師楊公子當暑而驚眩已絕且移之木矣林趨入曰無傷也亟出之公曰兒已噤矣奈何劑也林曰予無劑也所恃者天上雲耳雲生而凄凄欲雨陰氣舒而陽鬱消吾以清利物煮水而蒸于其下其可瘳乎如其法而疾愈迨暮而兒戲於庭矣林貌清癯骨瘦而目睛炯然其視疾得其聲色洞若燭照既而切脉以決死生莫一遁也善製方劑其應若響累官太醫院判壽八十八所著有杏塢秘訣一卷

薛鎧

吳縣志薛鎧字良武府學諸生精醫理療病必本五行生尅不按方施治著述甚多保嬰撮要

尤足爲後世法程宏治間徵爲太醫院屢著奇驗以子己贈院使己字新甫號立齋尤殫精醫學正德時選爲御醫擢院判嘉靖間進院使所著有家居醫錄十六種

淩雲

明外史本傳淩雲字漢章歸安人爲諸生棄去北遊泰山古廟前有病人氣息垂絕雲嗟嘆久之一道人忽問曰汝欲生之乎曰然道人針其左股立蘇語雲曰此人毒氣內侵非死也毒散自生耳因授以針雲拜受之爲人治疾無不效里人嗽不止絕食五日衆醫以爲虛投補劑愈甚雲曰此寒濕積也穴在頂針之必暈絕逾時始蘇命四人分牽其髮使勿傾倒乃針果暈絕家人皆哭雲言笑自如頃之氣漸舒復加補始出針嘔積痰斗許病即除有男子病後舌吐雲兄亦知醫謂雲曰此病後近女色太蚤也舌者心之苗腎水竭不能制心火病陰虛雲曰然兄曰其穴在左股太陽是當以陽攻陰雲曰然如其穴針之舌吐如故兄茫然自失雲曰此知瀉而不知補也補數劑舌漸復故淮陽王病風三載請於朝召四方名醫治不效雲投以針不三日行步如故金華富家婦少寡欲火熾失心始見屋柱走抱之久之見器杖諸物即以兩手爬之甚至裸形野立雲視之曰是謂喪心吾針後須蔽以帳其心正當知恥乃令二人堅持之用涼水噴而針其心欲補泄並施不踰時狂疾頓除屬其家人慰以好言釋其愧恥病遂不發吳江

私立福州中醫專校

貴家婦臨産不下者三日呼號求死雲針刺其心針出兒應手下主人喜問故曰此抱心生也針出則手舒手舒則胎下取兒掌視之有針痕孝宗聞雲名召至京命太醫官出銅人蔽以衣而試之所刺無不中乃授御醫年七十七卒於家子孫傳其術海內稱針法者曰歸安凌氏

吳傑

明外史本傳吳傑武進人宏治中以善醫徵至京師下禮部試故事高等入御藥房次入太醫院下者遣還時傑在高等而當遣者甚衆傑言於尚書曰國家三四十載纔一徵醫若等幸被徵乂待次都下十餘載一旦遣還誠流落可憫傑願辭御藥房與諸人同入院尚書義而許之正德中武宗得疾傑一藥而愈帝喜甚即擢御醫一日帝射獵還憊甚感血疾服傑藥即愈進一官賜彪虎衣常幸虎圈虎騰而驚傑療之立愈再進一官賚金幣頃之試馬腹痛又以傑藥而愈賚繡春刀及銀幣帝每行幸必以傑從積至太醫院使帝欲南巡傑諫曰聖躬未安不宜遠涉帝怒叱左左右掖出及駕還漁於清江浦溺而得疾至臨清急遣使召傑及至疾已深遂扈歸通州時江彬握兵居左右慮帝晏駕己得禍力請幸宣府傑憂之語近侍曰疾亟矣僅可還大內倘至宣府有不諱吾輩寧有死所乎近侍懼百方勸帝始還京甫還而帝崩彬伏誅中外晏然不然變自不測未幾傑致仕子希周進士戶科給事中希曾舉人

私立福州中醫專校

許紳

明外史吳傑傳有許紳者京師人初供事御藥房嘉靖改元授御醫屢遷太醫院使受知於世宗遷加通政使禮部侍郎工部尚書並領院事二十年宮婢楊金英等謀逆以帛縊帝氣已絕紳急調峻劑下之辰時下藥未時忽作聲去紫血數升遂能言又數劑而愈帝德紳加太子太保禮部尚書賜賚甚厚未幾紳得疾或問之紳曰吾不起矣曩者宮變吾自分不效必殺身因此驚悸非藥石所能療已而果卒賜謚恭僖官其一子卹典有加

王綸

明外史吳傑傳王綸字汝言慈谿人舉進士遷禮部郎中歷廣東參政湖廣廣西布政使正德中以副都御史巡撫湖廣精於醫所在爲人治疾無不立效有本草集要明醫雜著行於世

厲東輝

東昌府志厲東輝高唐人嘉靖間以醫遊郡城洞究古方書善脈士大夫爭迎致爲上客堂邑李通政久病衆醫以爲不治東輝診曰病得之心火鬱積勿藥竊屏念三十日而愈後如所言臨清副使某病召東輝診脈曰大夫無恙將惟其子之憂是時子在里中急遣人歸視危就床蓐數日矣竟不起郡有貴介公子壯而負氣以無病故試東輝呼曰而善脈其脈我東輝診而

私立福州中醫專校

篤曰子病矣奈何不治公子嘻曰甚矣醫之利於以不疾爲功也我日兼數人之食而病乎笑而揮之後月餘竟以瘵卒高唐諸生某試於提學偕儕輩數人詣東輝問脈東輝次第診已徐曰生且食廩無奈剝膚之災以憂目前生喜而懼甫出門會所讎擲瓦擊之中眉額幾死試果第一東輝好飲不治生產所得金帛輒給酒家老而彌甚里人有奇證趨請東輝雖在酩酊中所醫無不立愈者里人以爲神

李中梓

江南通志李中梓字士材華亭人少博習岐黃術凡奇證遇無不立愈所著有士材三書頤生微論醫統若干卷

李瞻

儀眞縣志李瞻號小塘以眼科著名有七十二問按七十二候以明內外障之得失嘗一人目腫火炎而性最卞愈躁而疾愈熾非藥可下瞻謂曰子目易愈此客火將流毒於股不十日必暴發其人習瞻名遂日以股爲憂至三日以一藥而愈股亦無恙又一人目以氣虛暗如行霧中受苓朮即眩瞻不藥但曰子以沸水浴兩足亦三日一藥而瘳或問其故瞻曰性暴人患疾每欲急愈火上攻於目移其意以憂下即易療氣虛人榮衛不和湧泉穴位足底熱之則上可

達於泥丸必血活而藥始效有節鍼李公妾病目瞻曰二目須膿出方愈李慮損貌瞻曰以虎睛調藥則膿借液鼻下無傷也李果捕虎取睛治之如所言王荊石兩瞳反背瞻令端坐置書於几用金鍼從腦顖刺之初撥曰見黑影矣次撥曰見行欵矣三撥則筆畫朗然曰君果神授耶將千金謝瞻却不受惟取園中一綠磁瓶蓋王曰賤物何貴瞻曰余久得瓶失蓋此其匹也王以爲誕使人驗之果然大抵以學濟其術多若此更著有育神夜光丸方蓮子金鍼鼠尾金鍼說言目內障必藥病者滿百日醫者齋戒亦滿百日正必誠意而後可施非天養日朗絕無雲翳及時日遊神合吉卒不輕用今其書盛傳

陳景魁

醫學入門陳景魁字叔旦別號斗巖世居句容因父病習醫精鍼灸著五診集治素無病忽吐血半斗脈弦急薄厥證也得於大怒氣逆陰陽奔併服六鬱湯而愈治通體生疣久罔效乃太陰風邪化爲蟲也以百部蛇床子草烏楝樹葉煎湯浴洗越月遍身如白癜風狀而愈治孕婦墮下逾旬腹脹發熱氣喘脈促面赤舌青口臭公曰胎未墮也面赤心盛而血乾也舌青口臭肝氣竭胎已死矣用蛇退煎湯調平胃散加歸尾芒硝一倍服之須臾胎下痛亦復安

汪機

私立福州中醫專校

祁門縣志汪機幼嘗爲邑諸生母病嘔遂究心醫學凡岐黃倉扁諸遺旨靡不探其肯綮殊症奇疾發無不中名高艱致病者有聆謦欬頓喜遂瘳所全活甚衆著有石山醫案醫學原理本草會編素問抄脈訣刊誤外科理例痘治理辨鍼灸問對傷寒選錄運氣易覽等書

李可大

杞縣志李可大字汝化邑人業儒爲諸生因母病遂遍覽醫書久之大悟遂爲醫無不奏效可大用藥多奇勝會新鄭相公家居聘可大至診其脉曰公心脉如蝶鼓翼越五月當大拜抵期果應於是可大名振兩河矣因勸可大入太醫院授修職郎　時朱錦衣子甫一歲晝夜啼不止請可大醫之戒勿見兒恐成客忤可大曰但隔壁聞聲足矣朱許之可大曰啼而不哭爲痛用桔梗湯調乳香灌之即愈有族母七十餘中酒昏迷無氣諸兒以爲已死將入殮可大至見目未陷心尚温曰此母不死吾能起之諸兒涕泣求可大取井底泥塗母心上用黃連葛根湯灌之已而果甦於是邑中相傳可大能起死回生李進士病虛損痢疾腹痛異常用人參五靈脂治之衆醫皆訝曰二物相畏奈何同用可大曰不聞相畏而後能相使乎藥下果愈　鄢陵陳令病傷寒昏沉將屬纊可大診　曰此可救也用竹茹犀角灌之而愈　寧靜尉亦病傷寒身皆冷口出清水可大診之曰陰毒已極用附子一味醫之亦愈邑諸生董養性發熱口乾久

而咳嗽吐血醫皆謂虛證可大診之曰汝脈結結爲鬱證非虛也用蘇子香附益智等藥數服而愈董大奇之因乞爲弟子以學醫焉一梓人母年四十餘手大指忽腫因偃仆不知人事可大診之曰此必月信至而適爲冷水所傷也問之信然用當歸甘姜湯而愈　一婦人產後大喘醫戒用參可大診之曰此孤陽絕陰也正宜用參遂加蘇木爲湯飲之喘立止

李時珍

明外史本傳李時珍字東璧蘄州人讀書不治經生業獨好醫書醫家本草自神農所傳止三百六十五種梁陶弘景所增數亦如之唐蘇恭增一百一十四種宋劉翰又增一百二十種至掌禹錫唐慎微輩先後增補合一千五百五十八種時稱大備然品數既煩名稱多雜或一物而析爲二三或二物而混爲一品時珍病之乃窮搜博采芟煩補闕歷時三十年閱書八百餘家稿三易而成爲本草綱目一書增藥三百七十四種釐爲一十六部合成五十二卷首標正名爲綱正始也次以集解辨疑正誤詳其出產形色也又次以氣味主治附方著其體用也書成將上之朝而時珍遽卒未幾神宗詔修國史購四方文籍其子建元以父遺表及是書來獻天子嘉之命刊行天下自是士大夫家有其書本草之學始稱集大成時珍官楚王府奉祠正子建中四川蓬溪縣知縣

繆希雍

金壇縣志繆希雍字仲淳由常熟遷居金壇與東林諸先達相友善工岐黃術有殊解一折衷於理推本神農圖經辨其惟味之所以然屢有奇驗著廣筆記本草單方江陰司訓莊繼光刻之以行卒時翰林學士錢謙益經紀其家

趙獻可 子貞觀

鄞縣志趙獻可字養葵自號醫巫閭子好學淹貫尤善於易而精於醫其醫以養火爲主嘗論命門乃人身之君養身者既不知撙節致戕此火以至於病治病者復不知培養此火反用寒涼以賊之安望其生著醫貫一書論議甚精俱前人未發爲醫家指南盛行於世後遊秦晉著述甚多有內經抄素問註及經絡考正脈論二本一例諸書子貞觀字如葵亦精於醫敦厚有古風治病不論貴賤未嘗計利嘗治人病夜半自往叩門候其脈證以用藥其篤厚如此亦有絳雪丹書痘疹論行世

王肯堂

明外史吳傑傳士大夫以醫名者有王肯堂字宇泰金壇人萬歷中舉進士選庶吉士授檢討以京察貶官終福建參政肯堂博極羣書兼通醫學所著證治準繩爲醫家所宗

私立福州中醫專校

張介賓

會稽縣志張介賓號景岳性端靜易事難悅年十三隨父至京學醫於金英盡得其傳暇卽研窮書史醫法東垣立齋喜用熟地黃人呼爲張熟地越人柔脆而幼卽戕斲熱地專補腎後輒效病未極人多不敢邀危甚乃始求救已無及矣然亦有死中得活者著有類經一書爲葉寅陽歎賞卒年七十八醫術中杰士也

馬蒔

浙江通志馬蒔字元臺會稽人註靈樞素問爲醫家之津梁

張璐

吳縣志張璐字路玉吳之明醫也能審虛實決死生有所著傷寒大成診宗三昧醫通衍義諸書梓行於世

傅山

山西通志傅山字青主山西陽曲縣人少爲明末諸生博學尚氣節入清代卽奉母隱居翛然物外嗜酒喜花草工書畫尤精醫學其治疾時通以儒義不拘學派應手而效名重一時康熙中以博學鴻詞召入都尋以老病放歸未幾卒醫書有男科女科產後編子眉醫術亦良

私立福州中醫專校

張志聰

浙江通志張志聰字隱庵清錢塘縣人與高世栻友友善康熙間同時學醫因不合時宜遂蔽戶著書作傳道計有素問集註傷寒論注本草崇原侶山堂類辨等書均爲醫界所重

喻昌

江西通志喻昌字嘉言明清間新建人也博極羣書精力過人初治舉子業崇禎間以選貢入都無所就未幾而遭國變遂隱於禪學又由禪而攻醫往來南昌靖安間後又移寓江蘇之常熟所至皆以善醫名精心妙術冠絕一時著有醫門法律尙論篇寓意草行世

柯琴

慈谿縣志柯琴字韻伯邑人也閉戶讀書不求聞達研究醫術尤精傷寒之學病古今聚訟者多無所折衷遂著傷寒來蘇集傷寒論注論翼及內經合璧羅東逸集古今名醫方論採取琴之學說甚多

舒詔

進賢縣志舒詔字馳遠邑人也少好醫方後交南昌羅子尙子尙盡舉所得於喻昌者以授之故其學亦以昌爲宗撰傷寒六經定法

私立福州中醫專校

葉桂

吳縣志葉桂字天士號香巖邑人也祖紫帆通醫理父陽生益精其術桂少受家學年十四父歿從父門人朱某學聞人善治某證即往師之自十二至十八九凡更十七師性復穎悟故能淹有衆長名著朝野年八十乃卒生平未嘗著述臨症指南一書乃後人所輯蘇浙人治病多宗之餘書刊桂名者多僞託也

徐大椿

江蘇志徐大椿字靈胎吳縣人也生有異禀長身廣顙聰强過人於百家諸子星經地志音律武技無不研究醫術尤精視疾能洞徹病原故用藥有神施鬼設之妙事親孝親歿後隱於洄溪自號洄溪老人矮屋百椽得山林泉石之勝採藥工醫名望益隆高宗召見卒於都中年七十九著有道德經注釋陰符經注釋樂府傳聲洄溪道情神農本草經百種錄難經經釋醫學源流論蘭臺軌範醫貫砭慎疾芻言洄溪醫案等種又有批評葉氏醫案及外科正宗各書

王士雄

海鹽縣志王士雄字孟英號潛齋邑人也遷居於杭曾祖學權祖國祥父升三世均善醫士雄少孤貧矢志向學操術尤精不慕榮利時當洪楊之亂往來蘇浙間避難所至以醫名著述甚

私立福州中醫專校

多半毀於兵燹今所存者有潛齋叢書潛齋醫書五種及四科簡效方等書

陳念祖

長樂縣志陳念祖字修園邑人也少孤家徒四壁篤志力學尤精於醫後舉於鄉服官畿輔所至以醫術利民著述甚多有南雅堂醫書凡十六種

是編共分六章均由各家志乘抄襲而來按之史例雖多缺點然以兩學期之時日匆促成此亦頗費心力矣中間如扁鵲傳依史公原本趙簡子齊桓侯虢公各不同時未及考訂及葛洪陶宏景兩人一以撰肘後備急方一以撰名醫別錄更無治驗足述難免從畧讀者諒之

壬申六月中浣蟄叟謹識

私立福州中醫專校